国家973 计划项目

"中医临床各科诊疗理论框架结构研究"成果

黄帝素问宣明论方

金元四大家医书校注丛书

石岩 总主编

曹瑛 曲妮妮 校注

（金）刘完素 著

科学出版社

北京

内 容 简 介

《黄帝素问宣明论方》简称《宣明论方》，共 15 卷，为金代刘完素于 1172 年所撰。全书共分十八门。卷一、卷二为诸证门，将《内经》诸篇中所述的 62 种病证逐条进行了分析，并制定了主治之方；卷三至卷十五，分为风、热、伤寒、积聚、水湿、痰饮、劳、燥、痢、妇人、补养、诸痛、痔、疟、眼目、小儿、杂病各门，每门均先引《素问》医论，然后再加引申，并处方药。该书对促进理论与临床实践相结合起到了重要作用，也反映了刘完素偏重寒凉、降火益阴的学术思想，是河间学派的重要著作之一。

本书适合于中医医史文献研究者、中医临床工作者使用，也可供中医院校师生、中医爱好者阅读参考。

图书在版编目（CIP）数据

黄帝素问宣明论方 /（金）刘完素著；曹瑛，曲妮妮校注. —北京：科学出版社，2022.1

（金元四大家医书校注丛书 / 石岩总主编）

ISBN 978-7-03-069859-9

Ⅰ.①黄… Ⅱ.①刘… ②曹… ③曲… Ⅲ.①《素问》–研究 Ⅳ.①R221.1

中国版本图书馆 CIP 数据核字（2021）第 193275 号

责任编辑：刘 亚 / 责任校对：蒋 萍
责任印制：苏铁锁 / 封面设计：黄华斌

科 学 出 版 社 出版
北京东黄城根北街 16 号
邮政编码：100717
http://www.sciencep.com
北京凌奇印刷有限责任公司 印刷
科学出版社发行 各地新华书店经销
*
2022 年 1 月第 一 版 开本：720×1000 1/16
2022 年 1 月第一次印刷 印张：12 1/2
字数：209 000
POD定价： 68.00元
（如有印装质量问题，我社负责调换）

丛书编委会

总 主 编 石　岩

副总主编 刘庚祥　傅海燕　杨宇峰

编　　委（以姓氏笔画为序）

马　丹　王　雪　王宏利　王蕊芳

艾　华　曲妮妮　吕　凌　闫海军

杨宇峰　谷　松　谷建军　张　华

陈　雷　邰东梅　尚　冰　季顺欣

赵鸿君　战佳阳　曹　瑛

总前言

　　中医药学是一个伟大的宝库，其学术源远流长，其理论博大精深，其学说百家争鸣。若要真正掌握其思想精髓，灵活应用以治病救人，非熟读、领悟历代医学经典别无他路。国家中医药管理局因此提出"读经典，做临床"的口号，以倡导中医界的同事、学子，认真研读历代有代表性的中医典籍，以提高中医理论与临床水平。

　　金元时期是中医药学迅速发展的时期。受宋明理学的影响，中医药学针对宋以前的诊疗模式、临症方法展开了学术争鸣，全面探究病因病机理论，形成了新的外感内伤病机学说，即金元四大家的学术争鸣。他们对宋以前那种"方证相应""以方名证"，临证辨识"方证"的诊疗模式提出了挑战，开始大量使用《内经》阴阳五行、脏腑气血学说探讨病因病机，推导和辨析临症证候及症状发生和变化的机理。

　　金元四大家以刘完素为首。刘完素，字守真，自号通玄处士。河间人（今河北省河间县），故尊称刘河间。他在精研《素问》《伤寒论》的基础上，以"火热论"阐发六气病机，提出了"六气皆从火化"的著名论点，力主寒凉治病，创立了寒凉学派。主要著作有《素问玄机原病式》《黄帝素问宣明论方》和《素问病机气宜保命集》。

　　张从正，字子和，自号戴人。睢州考城人（今河南睢县、兰考一带）。私淑刘河间，治病宗河间寒凉之法，又发展河间寒凉学派为以寒凉攻邪为特点的攻邪学派。他认为疾病"或自外而入，或由内而生，皆邪气也"，邪留则正伤，邪去则正安，故治疗上以汗、吐、下三法攻除疾病。其代表作为《儒门事亲》。

　　李杲，字明之，真定人（今河北正定），居于东垣地区，晚号东垣老人。师事张元素，依据《内经》以胃气为本的理论，提出了"内伤脾胃，百病由生"的观点，治疗上强调调理脾胃，升提中气，创立了补土学派。其代表作为《脾胃论》

《内外伤辨惑论》和《兰室秘藏》。

朱震亨，字彦修，婺州义乌人（今浙江义乌市），其乡有小河名丹溪，故尊之为丹溪翁。丹溪师事罗知悌，又受到刘完素、张从正、李杲三家学说的影响及程、朱理学的影响，倡导"阳常有余，阴常不足"和"相火"易于妄动耗伤精血的观点，治疗上主张滋阴降火，善用滋阴降火药，后世称其学术流派为养阴派。丹溪的著作，以《局方发挥》《格致余论》和《金匮钩玄》为代表，而《丹溪心法》等则为其门人弟子整理其学术经验而成书。

金元四大家及其传承弟子经过不断的研究、探讨与实践，构建了当时中医学临症诊疗模式及临症的基本理论框架，即"时方派"的特色学术。时方派的理论、实践及诊疗模式是在宋代医学着重方剂的收集、整理、汇总的基础上，又在临症理论、诊疗模式方面进行了一次更深入的研讨、辨析与提高，把古代有着各自发展轨迹的"医经理论"与"经方实践"在方法上进行了相融的构建，形成了金元时期用医经理论推导、辨析、诠释"方"与"证"之间关系的辨（病机）证施治的基本模型。这种初始的模型经过后世的不断发展、完善，逐渐丰富它的理论框架，形成了后世中医学临症的主流模式，亦是我们现代中医临症官方的主流模式。因此，认真研读金元四大家的著作，探讨金元时期学术争鸣的起因与内涵，辨析当时临症模式转换的背景及辨（病机）证施治的形成与发展，对于我们研究现代中医临症的诊疗模式，临症理论的框架结构具有不可或缺的意义。

作为国家重点研究课题 973 项目的一部分，我们汇集了金元四大家有影响的代表作 11 部及从诸书中汇总的《朱丹溪医案拾遗》1 部，编辑成"金元四大家医书校注丛书"。通过筛选好的底本，配合校勘讹误，注释疑难，诠释含义等方式，深入准确地理解原著内容，以期方便读者学习了解金元四大家医书的内容。同时从学说的源流、背景、学术特色及对后世的影响等方面，对各书进行了系统研究。

不过限于水平，错误与疏漏之处在所难免，切望广大专家、读者批评指正。

编 者

2020 年 10 月

校注 · 说明

《黄帝素问宣明论方》简称《宣明论方》，共 15 卷，金代刘完素撰，成书于公元 1172 年。

此次校勘《黄帝素问宣明论方》是以文渊阁《四库全书》本为底本（简称"四库本"），以《中国医学大成续集》收录的明代吴勉学校勘本为主校本（简称"明本"），以清代江阴朱氏重刊《医统正脉全书》本（简称"朱本"）、宣统己酉年上海千顷堂石印本《刘河间伤寒三书》（简称"千顷堂本"）为参校本。具体校注原则如下：

一、改繁体竖排为简体横排，并加标点。

二、凡底本中因写刻致误的明显脱讹衍倒之处，均径改，不出校。"右"代表上文者，径改为"上"。

三、四库本原无序，为便于读者全面了解作者及著作情况，现补入《四库全书总目提要》中的《宣明论方》提要，以及《宣明论方》明万历吴谦重刊本序文、刘完素《素问玄机原病式》自序节选。

四、除异名外，药名中不正规的用字，一律改为通用字。如"鹏砂"改为"硼砂"，"雄胆"改为"熊胆"，"川山甲"改为"穿山甲"等，不再出注说明。

五、底本中的古字、通假字保留，不常见者出注说明。

六、底本中的异体字径改，不出校，如"痩"改为"瘦"。有中医药专门意义者不改，如"剉"不改为"锉"。

校注者

2021 年 5 月

目 录

《宣明论方》提要

　　《宣明论方》十五卷，金刘完素撰。是书皆对病处方之法。首诸证门，自煎厥、薄厥、飧泄、膜胀以及诸痹、心疝凡六十一证①，皆采用《内经》诸篇，每证各有主治之方，一宗仲景。次诸风，次热，次伤寒，次积聚，次水湿，次痰饮，次劳，次泄痢，次妇人，次补养，次诸痛，次痔瘘，次眼目，次小儿，次杂病，共十七门。每门各有总论，亦发明运气之理，兼及诸家方论，于轩岐奥旨，实多阐发。而多用凉剂，偏主其说者，不无流弊。在善用者消息②之耳。考《原病式》自序云，作《医方精要宣明论》一部，三卷十万余言，今刊入《河间六书》者乃有十五卷，其二卷③之菊叶法④、薄荷白檀汤，四卷之妙功藏用丸，十二卷之荜澄茄丸、补中丸、楮实子丸皆注新增字⑤，而七卷之信香十方青金膏不注新增字者，据其方下小序，称灌顶⑥法王⑦子所传，并有偈⑧咒。金时安有灌顶法王，显为元、明以后之方，则窜入而不注者不知其几矣。卷增于旧，殆以是欤？

『注释』

①六十一证：《宣明论方》诸证门实载 62 证。
②消息：斟酌。
③二卷：据本书正文，当为"三卷"。
④菊叶法：据本书卷三，当为"菊叶汤"。
⑤十二卷……新增字：本书第十二卷末之荜澄茄丸、补中丸、神仙楮实丸三方，诸版本均未注"新增"，但明本目录中标有"新增"二字。
⑥灌顶：佛教弟子入门或继位的仪式。
⑦法王：佛教对释迦牟尼的尊称。亦借指高僧。
⑧偈（jì记）：梵语"偈陀"的简称，即佛经中的唱颂词。

『按语』

本文摘自《四库全书总目》，中华书局 1965 年 6 月据浙本影印本，文字与文渊阁本稍异。《黄帝素问宣明论方》,《四库全书》文渊阁本称《宣明方论》,《四库全书总目》作《宣明论方》，刘氏《素问玄机原病式》自序称《医方精要宣明论》。《宣明论方》成书于1172年。此书一、二卷，首先对《内经》诸篇中所述的62种杂病的病因、病机、诊断、治则、方药进行了详细的补充论述；其次，从卷三至书末的每门病证中，均先引《素问》中的有关理论，再述证、明治、制方、设药。这对促进理论与临床实践相结合起到了重要作用。

　　本提要介绍了《宣明论方》的体例和内容，并指出，由于书籍的辗转流传，书的内容有许多后世增入者。

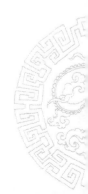

素问玄机原病式·自序（节选）

妙道^①乃为对病临时处方之法，犹恐后学未精贯者，或难施用^②，复宗仲景之书，率^③参圣贤之说，推夫运气造化^④自然之理，以集伤寒、杂病脉证方论之文，一部三卷，十万余言，目^⑤曰《医方精要宣明论》。凡有世说之误者，详以此证明之，庶^⑥令学者真伪自分，而易为得用。

『 注释 』

①妙道：至道，精妙的道理。
②施用：使用。
③率：一律。
④造化：创造化育。
⑤目：标题，题目。
⑥庶：希望。

『 按语 』

本文为《素问玄机原病式》刘完素自序的节选。作者说明了《医方精要宣明论》著书的缘由、目的和主要内容。由此可知，由于辗转流传，后世《黄帝素问宣明论方》的书名和卷数都与河间先生原著有出入。

重刻刘守真先生宣明论方序

按本传，刘完素，字守真，河间①人。尝遇异人②陈先生，以酒饮③，守真大醉。及寤④，洞达⑤医术，若有授之者，乃撰《运气要旨论》《精要宣明论》。虑⑥庸医或出妄说⑦，又著《素问玄机原病式》，特举二百八十八字，注二万余言。然好用凉剂，以降心火、益肾水为主，自号通玄处士。金承安⑧间，章宗征⑨不就，赐号高尚先生。本郡《志》称所论著，皆发前古所未发。与洁古⑩齐名，世号刘张法。盖古君子而托医以避乱世者。

『注释』

①河间：今河北河间。
②异人：神人。
③饮（yìn 印）：使……饮。使动用法，其后宾语"之"省略。
④寤：睡醒。
⑤洞达：理解得很透彻。
⑥虑：忧虑，担心。
⑦妄说：虚妄荒谬之言。
⑧承安：金章宗的年号，1196～1200 年。
⑨征：征召，征聘。多指君召臣。
⑩洁古：张元素的字。

『按语』

本段内容出自《金史·方技传》。刘完素（约 1120—1200），金代著名医家，金元四大家之一。其精研《素问》数十年，对运气学说有精辟见解。鉴于当时在北方地区流行热性病，其分析《素问》病机十九条，强调了火热致病的理论，力排《太平惠民和剂局方》（简称《局方》）用药燥热之偏，治病多以降心火、益肾水为主。由于他善用寒凉药物，后世称之为寒凉派。

『原文』

又按列传，张元素，字洁古，易州①人。夜梦有人用大斧长凿凿心开窍，纳书于中，自是洞彻②医术。完素病伤寒，八日不食，不知所为。元素往候，完素面壁不顾③。元素曰：何见待之卑如此哉！既④为诊视，谓之曰：服某药乎？曰：然。元素曰：误矣。某味性寒下降，走太阴，阳亡，汗不能出。今脉如此，当服某药奏效矣。完素大服，如其言，遂愈，元素自此显名。余因是知医术之不可与寻常人语也。

『注释』

①易州：今河北易县。
②洞彻：通晓，彻底了解。
③顾：回视。
④既：即，便。

『按语』

本段内容出自《金史·方技传》。张元素，金代著名医家。主张根据气候变化和患者体质灵活用药，善于化裁古方，自制新方。对药物性能有深刻研究，对药物气味的升降作用和药物归经等问题有许多新见解，在药物效用的掌握上执简驭繁，对后世医家影响很大。

『原文』

尝疑司马迁氏称扁鹊遇长桑君之事①，颇涉谬悠②。乃即近史饮酒③、凿心④之说证之，岂尽无征不信者哉！殆以医道通玄⑤，非神机⑥不得其秘，而世之习旁门⑦，执方书，守意见，以戕伐⑧生灵者，由其无所从悟也。

『注释』

①扁鹊遇长桑君之事：事见《史记·扁鹊仓公列传》。
②谬悠：虚空悠远。引申为荒诞无稽。
③饮酒：指《金史·方技传》记载的关于刘完素的奇遇。

④凿心：指《金史·方技传》记载的关于张元素的梦。

⑤通玄：通晓玄妙之理。

⑥神机：神异的禀赋。

⑦旁门：指非正统的门类、流派或不正经的东西。

⑧戕伐：伤害。

『按语』

序者认为，精通医道的关键在于"悟"，所以扁鹊、刘完素、张元素等名医都有不同寻常的经历，而后洞达医术。对于此类传说读者不必当作史实，宜以意取之。

『原文』

守真本《内经》，著《要旨》、《宣明》二论，总十七万余言。又述习医要用《直格》①。晚年著《保命集》②三卷，自谓轩岐微妙之旨，得之心髓，不敢轻以示人。盖自秦越人、张仲景之后，千有余年，而先生出，上以承正派之学，下以启丹溪之传，通于南北，以永③仁术④，不其伟与！说者曰：不由程子，不知异端之害深，不由守真，不知偏门之罪大。甚哉，邪之乱正也！先生之术既行世，医窃⑤试其法，得效者多，犹绐⑥其名，耻言凉药，谓去热药为非。今观刘张二传⑦，好用凉药、性寒下降之言，则史氏⑧犹为不祛⑨世俗之见，其称元素之言曰："运气不济，古今异轨，古方新病，不相能也"，又似以阴诋⑩五运六气之辩者。余尝论之，《内经》运气之旨，千载不毁之道，至守真而大阐之，极深研几之学也，何可议也！

『注释』

①《直格》：指《伤寒直格》。

②《保命集》：指《素问病机气宜保命集》。

③永：延长。

④仁术：指医术。

⑤窃：副词，偷偷地，暗地里。

⑥绐（dài代）：欺诒。

⑦二传：指《金史》中刘张二人的传记。

⑧史氏：史家；史官。

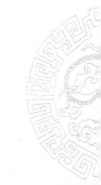

⑨不祛：没有消除。

⑩阴诋：暗中指责。阴，暗暗地，偷偷地。

『按语』

河间先生一生的主要著作有《素问玄机原病式》《素问病机气宜保命集》《宣明论方》《三消论》《伤寒直格》《伤寒标本心法类萃》等。他上宗《内经》、仲景之学，下启丹溪之学，为后世温病学派的形成奠定了基础。他倡导"火热论"，为扭转当时滥用《局方》辛燥之剂的社会风气起到关键作用。

扭转社会风气并不是件容易的事。"医窃试其法，得效者多"的同时，仍"耻言凉药"。同时，序者认为，史书对刘张二人的评价也多少带有世俗偏见。

『原文』

其救偏补弊之功，发明治温暑之法，而力辟①辛热香燥之毒，所以补前贤之未备，而救末流②之为害也。然实则无所不该③，无所不治。而近世傍④求医论，以谓热病用河间，其亦就所重⑤立言邪，可谓独识其全矣。泛观河间诸书，乌附等药，亦多用之，是又何邪？噫！后之庸工，以寒凉之剂误人，而莫之知悟者，又河间之罪人也。

『注释』

①辟：批驳，驳斥。

②末流：后列，下等。指医术不高的医生。

③该：包括。

④傍：依附，依托。

⑤所重：指主要观点，重要内容。

『按语』

序者在肯定河间先生"救偏补弊之功"的同时，强调指出，河间善用寒凉药物，并不等于不用温热药物。

据统计，在《宣明论方》所载352首方剂中，不乏寒温并用、通补兼施者。所以，正如河间先生所言，医道最重要的是"对病临时处方之法"。

『原文』

是时贾大夫以民部来守郡，期岁①中，出俸金②开局，施药活人，不可胜计。偶得此书于正科③马志坤氏，因命校雠④再三，又捐俸而刻之。且欲购全集而汇次焉，与《东垣十书》并传也。大夫为政，一以治人为本，刻是集也，亦以寓⑤仁惠之心而济之也。间尝迎养二亲于郡，即适太夫人有恙，志坤一药而愈。因奇其功，而褒美之。叩其术，则能留心于刘张法者，故有是刻。是大夫之孝，由此达之人人也。先正⑥有言，事⑦亲者，不可不知医，信然哉！

隆庆⑧三年黄钟月既望保定府通判北海冯惟敏序

万历乙酉岁⑨夏月谷旦金陵三山街左川吴谏重刊

『注释』

①期（jī 基）岁：一年。

②俸金：俸禄。

③正科：医官名。

④校雠（chóu 仇）：校勘。

⑤寓：寄托。

⑥先正：前代的贤臣。

⑦事：侍奉。

⑧隆庆：明穆宗的年号，1567～1572 年。

⑨万历乙酉岁：指 1585 年。万历，明神宗的年号，1573～1620 年。

『按语』

本段说明刻书底本的来源以及刻书的缘由。古人有孝子知医的传统，正如唐代王焘在《外台秘要·序》中云："不明医术者，不得为孝子。"

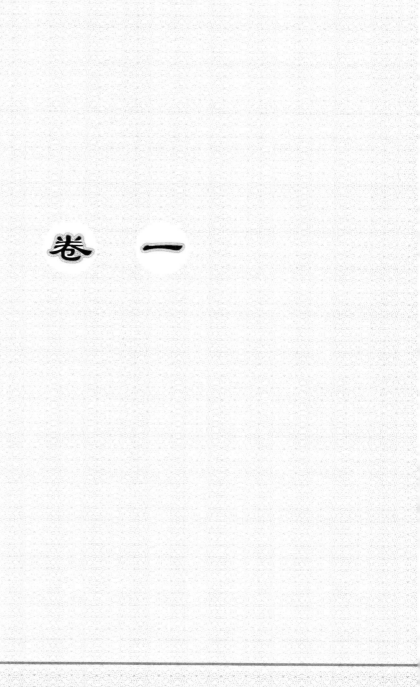

卷　一

诸证门（上）

诸 证 总 论

————————————————————|————————————————————

　　黄帝曰：善言天者，必验于人；善言古者，必合于今；善言人者，必厌^①于己。如道不惑，所谓明也。余问夫子，言而可知，视而可见，扪而可得^②，今验于^③发蒙解惑，可得闻乎？岐伯稽首对曰：何道之问也！天覆^④地载，万物悉备，莫贵于人。人以天地之气生，四时之法成。君王、宰职^⑤、黎庶，尽欲全形^⑥。贵贱虽殊，宝命一矣。好生恶死者，是世人之常也。若人有患，如救水火，莫待留淫^⑦日深，著于骨髓，所以难矣。

『注释』

①厌：符合；适合。
②扪而可得：指通过切脉和触按来诊病。扪，执持，按住。
③今验于：《素问》原文作"令验于己"。
④覆：覆盖。
⑤宰职：宰相之职。
⑥全形：保全形体。
⑦留淫：积久漫衍。淫，停留。

『按语』

　　本段节引了《素问·举痛论》和《素问·宝命全形论》的内容，论述了人体与天地四时阴阳之理，强调无论身份贵贱，人命都是最宝贵的，一旦染病，应及早治疗，以防传变。

　　疾病过程中，由于邪正斗争和消长，多会出现由浅入深，由轻到重，由较单纯到复杂的发展变化，故诊治越早，疗效越好，否则容易延误病情，甚至丧失治疗良机，酿成大患。

素问诸证略备具题

　　煎厥之状，阳气烦劳，精绝，辟积^①于夏，致目盲不可视，耳闭不可听。薄厥之状，阳气大怒，形气绝，而血菀于上^②。䐜胀、飧泄，寒热不散，升降上下。颓疝、心掣，寒多下坠，以为诸疝，心热内掣。阴阳之结，四肢浮肿，便血不已。蛊瘕之病，肾气不足，冤^③热筋急，白液出，跳掣也。膀胱不利，致三焦约而遗溺。肾精不足，强上冥视^④，唾之若涕，恶风振寒，为之劳风。虽近衣絮，荣虚卫实，名曰肉苛。心移寒于肺，则肺消。肺移寒于肾，为涌水。心移热于肺，为膈消。胆移热于脑，为鼻渊^⑤。膀胱移热于小肠，为口糜。大肠移热于胃，为食㑊。热盛则阳络溢，阳络溢为衄衊。醉以入房，气竭伤肝，大脱其血，月事衰少，名曰血枯。蕴热怫郁^⑥，生于诸风。寒湿风之三气杂合，而为诸痹。宗筋纵，发为白淫。热聚胃口，而不散行，故胃脘为痈。面色白黑，所谓疹筋。口苦积热，名之胆瘅。肾虚内夺，则为痦痱。血气竭少，令人解㑊。腹满不食，寒中肠泄，斯病鹜溏。腰股痛发，胕肿^⑦不便，寒生濡泄。聊叙此证，不能备举。

『 **注释** 』

①辟（bì 必）积：重复，反复。辟，通"襞"，衣服上的褶子。

②血菀于上：即血郁于头。菀，通"郁"。

③冤：烦闷，郁闷。

④强上冥视：指头项强而视物不清。

⑤鼻渊：原作"肺渊"，据文义改。

⑥怫郁：郁结不舒。

⑦胕（fú 浮）肿：浮肿。

『 **按语** 』

　　作者很重视杂病的研究，尤其重视《内经》杂病理论的研究。《素问》《灵枢》中虽然提到大量杂病，但方药仅仅记述了汤液醪醴、生铁落饮、左角发酒、泽泻饮、鸡矢醴等十三方。作者根据自己多年的临床体会，在"诸证门"中汇集了《内经》诸篇中的 62 个病证，运用中医理论分别进行辨证分析，一一提出治疗方药，使《内经》杂病理论与临床实践紧密结合起来。

本段概要论述了 62 种病证的病因病机，下文是对各个病证的病因、病机、治疗方药的详细论述。作者在论述每一病证时，首先提出对这一病证的认识，然后列以治疗方药。

煎厥证　主热

阳气烦劳，积于夏，令人煎厥①。目盲不可视，耳闭不可听。

人参散　主之，治煎厥气逆，头目昏愦②，听不闻，目不明，七气③善怒。

人参　远志去心　赤茯苓去皮　防风去苗，以上各二两　芍药　麦门冬去心　陈皮去白　白术以上各一两

上为末，每服三钱，水一盏半，煎至八分，去滓，温服，不计时候，日再服。

『注释』

①煎厥：原作"热厥"，据千顷堂本改。

②愦：昏乱。

③七气：指喜、怒、忧、思、悲、恐、惊七情之气。

『按语』

煎厥，病证名，出自《素问·生气通天论》。为阳气亢盛，煎熬阴液，而致昏厥的病证。多因平素阳盛阴亏复感暑热而得，临床表现为耳鸣、耳聋、目盲，甚则突然昏厥不省人事，病势发展十分急骤。

薄厥证　主肝

阳气大怒，则形气绝①，而血脉菀于上，令人薄厥于胸中。

赤茯苓汤　主之，治薄厥暴②怒，怒③则伤肝，气逆，胸中不和，甚则呕血、衄䘌也。

赤茯苓去皮　人参　桔梗　陈皮各一两　芍药　麦门冬去心　槟榔各半两

上为末，每服三钱，水一盏，生姜五片，同煎至八分，去滓，温服，不计时候。

『**注释**』

①形气绝：此指气逆血瘀于上而与身体的其他部位隔绝。

②暴：原作"恭"，据明本改。

③怒：原脱，据明本补。

『**按语**』

　　薄厥，病证名，出自《素问·生气通天论》。指因大怒等精神刺激，使阳气急亢，血随气逆，致使血液郁积于头部，发生卒然昏厥的病证。《类经》卷十三曰："若大怒伤肝，则气血皆逆，甚至形气俱绝，则经脉不通，故血逆妄行，菀积于上焦也。相迫曰薄，气逆曰厥，气血俱乱，故为薄厥。"

飧泄证　主冷

　　清气在下，则生飧泄。清浊交错，食不化而清谷出矣。

　　白术汤　主之，治飧泄，风冷入中，泄利不止，脉虚而细，日夜数行，口干，腹痛不已。

　　白术　厚朴生姜制　当归去苗　龙骨各一两　艾叶半两, 熟炒

　　上为末，每服三钱，水一盏，生姜三片，同煎至八分，去滓，空心温服。

『**按语**』

　　飧泄，病证名，出自《素问·阴阳应象大论》及《素问·脏气法时论》等篇。又名飧泻、水谷痢，以泻下完谷不化为特征。飧泄多由脾胃气虚阳弱，或七情内伤，或风、寒、湿、热诸邪客犯肠胃等原因所致。《内经》对飧泄的病因、病机、分类、发病、证候特点均有论述，对治疗及预后也有所阐发。

䐜胀证　主心腹

　　浊气在上，则生䐜胀①，此阴阳返，则气结不散，胀满，常如饱。

吴茱萸汤 主之，治䐜胀，阴盛生寒，腹满膜胀，且常常如饱，不欲饮食，进之无味。

吴茱萸汤淘，炒　厚朴生姜制　官桂去皮　干姜炮，各二两　白术　陈皮去白　蜀椒出子，各半两

上为末，每服三钱，水一大盏，生姜三片，同煎至八分，空心，去滓，温服。

『注释』

①䐜（chēn 抻）胀：胀满。

『按语』

䐜胀，病证名，出自《素问·阴阳应象大论》。胸膈胀满之意。多由脾失健运，浊气不降，气机阻滞所致。治以健脾和中。以吴茱萸汤温阳运脾，理气消胀。主治阴盛生寒，腹满而胀，常常如饱，饮食无味。

风消证　主心脾

二阳之病心脾①，不得隐曲②，女人月水病血不流，脾病食不化，风胜真气消。
黄芪羌活散 主之，治心脾受病，精血虚少，气力衰乏，日溢消矣。

黄芪一两半，去③芦头　羌活　石斛　防风　枳壳火炒，去穰　人参　生地黄　牡蛎烧　黑附子炮　茯苓去皮　五味子　牛膝酒浸，各一两　续断半两　地骨皮三分

上为末，每服三钱，水一大盏，煎至八分，去滓，温服，不计时候，日进三服④。

『注释』

①二阳之病心脾：胃病多发于心、脾。二阳，指阳明，包括足阳明胃与手阳明大肠二经，这里偏重足阳明胃。
②隐曲：曲折难言之隐情。此指大小便。
③去：原脱，据文义补。
④三服：原脱，据明本补。

『按语』

风消，病证名，出自《素问·阴阳别论》。即气消形瘦之谓。此因阳明为病，以致化源日竭，则必然气少形消。精血虚少是引发本证的关键，所以黄芪羌活散的功用是调养心脾，补益精血。

心掣证　主心

一阳^①发病，少气嗽泄，三焦不利，上咳下泄，心烦不宁，其动若掣^②。
调中散　主之，治心掣不定，胸中刺，气痞壅，上若咳嗽，下若泄利。
白术　干姜炮　当归　人参　五味子　赤茯苓去皮　甘草炙，各一两　官桂一两半
上为末，每服三钱，水一盏，煎至八分，温服，去滓，稍热，日二服，临卧。

『注释』

①一阳：指少阳，包括足少阳胆和手少阳三焦二经。
②掣：牵引。

『按语』

心掣，病证名，出自《素问·阴阳别论》。心悸掣动，属怔忡之类，因心气虚寒，或因胆与三焦火炽传心所致。症见心悸不宁，有牵引紧缩感，甚则作痛，伴少气、咳呛或便泄。用调中汤以益心气，温心阳。

风厥证　主脾胃

一阳一阴^①病发，惊骇背痛，噫欠，名风厥。盖胃土肝木，为木克土，风胜湿，不制肾水，故令上逆。
远志散　主之，治风厥多惊，背痛，善噫善欠，志意不乐，身背皆痛。
远志去心　人参　细辛去苗　白茯苓去皮　黄芪去芦头　官桂各一两半　菖蒲
熟干地黄焙　白术　防风各半两

上末，每服一钱至二钱，温酒调下，空心食前，日三服。

『注释』

①一阳一阴：《素问·阴阳别论》作"二阳一阴"。二阳，指阳明，包括足阳明胃与手阳明大肠二经。一阴，指厥阴，包括足厥阴肝与手厥阴心包二经。

『按语』

风厥，病证名，出自《素问·阴阳别论》。系肝气化风所致厥证。王冰注曰："夫肝气为风，肾气凌逆，既风又厥，故名风厥。"风厥发病，主要的症状是惊骇背痛、善噫、善欠。

风厥一词在《内经》中出现三次，所指含义各不相同。张介宾注云："按风厥之义不一，如本篇者，言太阳少阴病也；其在《阴阳别论》者，云二阳一阴发病，名曰风厥，言胃与肝也……；在《五变》篇者，曰人之善病风厥漉汗者，肉不坚，腠理疏也。"

结阳证　主四肢

四肢肿，四肢热盛则肿。四肢者，谓诸阳之本。结阳①者，故不行于阴脉，阳脉不行，故留结也。

犀角汤　主之，治结阳，四肢肿满，热菀不散，或毒攻注，大便閟②涩。

犀角屑　玄参　连翘　柴胡去苗，各半两　升麻　木通各三钱　沉香剉　射干去毛甘草炙一两　芒硝　麦门冬去心，一两

上为末，每服三钱，水一大盏，同煎至八分，食前，去滓，温服。

『注释』

①结：郁结。
②閟（bì 必）：通"秘"，大小便不利。此指大便秘结。

『按语』

结阳，病证名，出自《素问·阴阳别论》。指因气血不畅而引起的四肢浮肿。

四肢为诸阳之本，中焦阳气郁结，不得宣通于四肢，四肢的阳气凝结，水液停滞不行，故出现四肢浮肿。

作者对结阳证的论述，较之《素问·阴阳别论》"结阳者，肿四支"的认识要深入得多，并提出了主治方剂犀角汤。方中一派清解邪热之品，又有降气之沉香，泻下之芒硝，升散之升麻，使郁热得清，阳气得行，故可治疗结阳证。

厥疝证　主腹痛

脉至太虚，积气腹中，隐而难见，阴沉使脾弱，寒于肢膜，气厥逆也。

吴茱萸加减汤　主之，治厥疝，腹中冷痛，积气上逆，致令阴冷于肢膜。

吴茱萸二两汤洗，炒　川乌头去皮，炮　细辛去苗，各三两　良姜　当归　干姜炮　官桂各一两

上为末，每服二钱，水一盏，同煎至七分，去滓，温服，日进二服。

『按语』

厥疝，病证名，出自《素问·五脏生成》。指厥气上逆的疝证，为寒疝中的一种。由腹中积寒上逆所致，症见脐周绞痛，脘痛，恶心，口吐冷涎，四肢厥冷，脉多虚大。据高士宗注，腹中，指脾部。厥疝是土受木克，脾土之气厥逆而不达也。

结阴证①　主便血

结阴便血一升，再结二升，三结三升。以阴气内结，故不得通行，血气无宗，渗入肠②下，致使渐多。

地榆汤　主之，治阴结，下血不止，渐渐极多，腹痛不已。

地榆四两　甘草三两，半炙半生　缩砂仁七枚，每服可加为炒

上为末，每服五钱，水三盏，缩砂同煎至一半，去滓，温服。

『注释』

①证：原脱，据明本补。
②肠：原作"阳"，据明本改。

『按语』

结阴，病证名，见《素问·阴阳别论》。便血之一种。阴气内结，不得外泄，血无所秉，渗入肠间，故便血。

解㑊证　主肾实

冬脉太过，缓而涩，肾实，精不运。解①者，缓；㑊，疑寒热类也。

利肾汤　主之，治解㑊，春脉动，气痛气乏，不欲言，此为肾元有余矣。

泽泻　生地黄　赤茯苓去皮，各一两半　槟榔　麦门冬去心　柴胡　枳壳麸炒，去穰　牛膝去苗，酒浸，各一两　黄芩去朽，一两

上为末，每服三钱，水一盏半，煎至七分，去滓，温服，不计时候。

『注释』

①解：同"懈"。

『按语』

解㑊（yì 亦），病证名，见《素问·平人气象论》。指肢体困倦，筋骨懈怠，肌肉涣散无力。可见于虚损、痨瘵等慢性消耗性疾患及热性病的恢复期等。

胃疸证　主胃热

食已如饥，胃热能消谷，阳明脉终，心火上行，心憎烦，身黄，小便赤涩也。

茯苓加减汤　主之，治胃疸积热，食已辄饥，面黄瘦，胸满胁胀，小便闭赤。

赤茯苓　陈皮去白　泽泻　桑白皮剉，各三两　赤芍药　白术各四两　人参　官桂各二两　石膏八两　半夏六两，汤洗，生姜制，焙

上为末，每服三钱，水一盏，生姜十片，同煎至八分，去滓，不计时候。如病甚者，加大黄、朴硝各二两。

『按语』

胃疸，病证名。疸，通"瘅"，热也，即中消病，多食多饮之证。见《素问·平人气象论》。已食如饥，是有胃热，善消谷食，所以称胃疸。由饮食过度，醉酒劳伤，脾胃瘀热所致。以身面皆发黄，食多喜饮为特征。

蛊病证 主脾风

脾风传肾，一名疝气，小腹痛，出白液，名曰蛊。《左传》云：惑①以丧志，名为蛊病。乃真精不守也。

大建中汤 主之，治蛊病，小腹急痛，便溺失精，溲而出白液。

黄芪 远志去心 当归 泽泻各三两 芍药 人参 龙骨 甘草炙，各二两

上为末，每服三钱，水一盏，生姜五片，煎至八分，去滓，温服，不计时候。

『注释』

①惑：原脱，据《左传》补。

『按语』

蛊，病证名。见《素问·玉机真脏论》。指病深日久，形体消瘦，精神萎靡，如虫之食物而内损，故名。

瘈病证 主筋急

蛊腹痛，肾传心，筋脉相引而急，精液少，筋脉不荣灌而引急。

建中加减汤 主之，治瘈，筋病相引而急，及五劳七伤，小便数，腹痛难立。

人参 甘草炙 官桂 白茯苓去皮 当归 附子炮 厚朴生姜制，各一两 龙骨 黄芪剉 麦门冬 白芍药 生地黄各四两

上为末，每服三钱，水一盏半，生姜五片、枣一枚、饧①少许，煎至一盏，温服，去滓。

『注释』

①饧（táng 糖）：饴糖类食物名。

『按语』

瘛，病证名，出自《素问·玉机真脏论》。指筋脉拘急、相引一类的病证。

劳风证　主诸风

发在肺下病，强上冥视①，唾涕，恶风，肾脉②入肺中，振栗，故俯仰成劳风。
芎枳丸　主之，治劳风，强上冥视，肺热上壅，唾稠，喉中不利，头目昏眩。
川芎　枳壳麸炒，去穰，各等分
上炼蜜为丸，如桐子大，每服十丸，温水送下，食后，日三服。

『注释』

①冥视：指目微合而视物不清。
②脉：原作"肺"，据文义改。

『按语』

劳风，病证名，出自《素问·评热病论》。其证头项强，目不明，咳痰，恶风寒战。《黄帝内经太素》卷五十二注云："劳中得风为病，名曰劳中，亦曰劳风。"

痹气证　主阳虚阴实

身非衣寒，中非受寒气，痹者气血不行，如从水中出，不必寒伤而作也。
附子丸　主之，治痹气中寒，阳虚阴盛，一身如从水中出。
附子炮　川乌头炮，二味通剉碎，炒为末入药　官桂　川椒　菖蒲　甘草各四两　骨碎补炒　天麻　白术各二两
上为末，炼蜜为丸，如桐子大，每服三十丸，温酒下，空心食前，日三服。

『 **按语** 』

痹气，病证名，出自《素问·逆调论》。指因阳气虚，阴气盛，气痹而不畅，致血不能运而凝涩，脉不通而发病。其症以身冷、身痛为主。作者善用肉桂通气助阳，以之疗冷疾。制附子丸治疗痹气证，方中炮附子、官桂温肾壮阳，鼓舞一身阳气，则阴寒可散，再伍以疗痹诸药，使阳气通行于四肢百骸、上下内外，益阳以消阴，使"阳虚阴实"之证自除。

骨痹证　主肾弱

身寒，大衣不能热，肾脂枯涸不行，髓少筋弱，冻栗故挛急。

附子汤　主之，治肾藏风寒湿骨痹，腰脊疼，不得俯仰，两脚冷，受热不遂，头昏耳聋音浑。

附子炮　独活　防风去苗　川芎　丹参　萆薢　菖蒲　天麻　官桂　当归各一两　黄芪　细辛去苗　山茱萸　白术　甘菊花　牛膝酒浸　甘草炙　枳壳麸炒，去瓤，各半两

上为末，每服三钱，水一大盏，生姜五片，煎至七分，去滓，温服，不计时候，日进三服。

『 **按语** 』

骨痹，病证名，出自《素问·逆调论》。指风寒湿邪内搏于骨而致的痹证，多由肾精虚少、骨髓亏空，邪气乘隙侵袭所致。病人虽然寒冷，但并不发抖，同时应见关节拘挛的症状。治宜补肾祛邪。

肉苛证　主营虚胃寒

近衣絮，肉苛①也。营气虚则不仁，其证痱②重，为苛也。

前胡散　主之，治荣虚卫实，肌肉不仁，致令痱重，名曰肉苛，虚其气。

前胡去苗　白芷剉　细辛去苗　官桂　白术　川芎各三两　川椒去目、闭口者，生用，二钱　吴茱萸汤洗，炒　附子炮　当归去苗，各二两

上剉捣，以茶酒三升匀拌，同窨③一宿。以炼成猪脂膏五斤，入药微煎，候白

芷黄紫色，漉出滓，成膏。病在处，摩之病，以热调此药樱桃大。癥瘕疮痍皆治，并去诸风疮痒疼痛，伤折坠损，故摩内皆可用之^④。

『注释』

①苛：麻木沉重。
②瘤（qún 群）：麻痹。
③窨（yìn 印）：封闭。
④摩内皆可用之：指外用摩膏或内服都可。

『按语』

肉苛，病证名，出自《素问·逆调论》。属严重的肌肉麻木不仁和肢体不用的疾病。主要临床表现就是麻木。肌肉和四肢失去了知觉和运动。由于病邪侵犯机体，或由于脏腑功能失调，病久入深，营卫气血运行失常，卫气不能温分肉，充皮肤，肥腠理，营气不能泌津化血以营四肢，皮肤肌肉失于荣养，造成局部或全身肌肤麻木。

其发病部位和程度与病程长短、病情轻重有关。麻木好发于指（趾）尖、手足、舌尖、口唇，也可见于皮肤某一个部位，较为严重的也可侵及整个肢体、半身，乃至全身。由于病位不同，兼有症状也不相同，主要表现有肢体掣强，伸缩不利等；全身症状可有身重、气短、自汗、头昏等。治法以益气养血为主，可兼用通络、祛风、除湿、滋阴、理气、化痰及活血化瘀等。

肺消证　主心肺

心移寒于肺，肺消，饮少溲多，当补肺平心。死不^①可治，乃心肺为贼也。
黄芪汤　主之，治消肺，饮少溲多，补肺平心，移寒在肺，瘘劣。
黄芪三两　五味子　人参　桑白皮剉，各二两　麦门冬去心，二两　枸杞子　熟地黄各一两
上为末，每服五钱，水二盏，煎至一盏，去滓，温服，无时。

『注释』

①不：原作"而"，据文义改。

『按语』

肺消，病证名，出自《素问·气厥论》。属消渴病范围。消渴之名，首见于《素问·奇病论》，由于其病机及症状的不同，《内经》有消瘅、肺消、膈消、消中等名称记载。其中，肺消指阳虚肺寒所致的多饮多溲病证。《黄帝内经太素》卷二十六注："心将寒气与肺，肺得寒发热，肺焦为渴，名曰肺消。"

涌水证　主水病

肺移寒于肾，名曰涌水，其证如溢囊里裹浆^①，或遍身肿满，按腹不坚，疾行则濯濯^②有声，或咳喘不定。

葶苈丸　主之，治涌水，腹满不坚，溢如囊里裹浆，疾行则濯濯有声。

葶苈纸炒　泽泻　椒目^③　桑白皮剉　杏仁去皮，麸炒　木猪苓去黑皮，各半两

上为细末，炼蜜和丸，如桐子大，每服二十丸，葱白汤下，不计时候，以利为度。

『注释』

①浆：原作"将"，据文义改。
②濯濯（zhuó 浊）：水激荡声。此指肠鸣。
③椒目：即花椒的种子。

『按语』

涌水，病证名，出自《素问·气厥论》。水自下而上，如泉之涌，故名涌水。水为阴气，其本在肾，其末在肺。肺移寒于肾，则阳气不化于下，阳气不化，则水泛为邪，水流肠胃，上及肺部。症见疾行时肠鸣，喘不得平卧，两足皆肿。

膈消证　主肺门

心移热于肺，名曰膈消，二者心膈有热，久则引饮，为消渴耳。

麦门冬饮子 主之，治膈消，胸满烦心，津液燥少，短气，久为消渴。

麦门冬二两，去心 栝蒌实 知母 甘草炙 生地黄 人参 葛根 茯神各一两

上为末，每服五钱，水二盏，竹叶数片，同煎至一盏，去滓，温服，食后。

『 按语 』

膈消，病证名，出自《素问·气厥论》。即鬲消。又名上消。膈消，意即指膈上焦烦，饮水多而善消。亦属消渴病范围。《黄帝内经素问集注》："鬲消者，鬲上之津液耗竭而为消渴也。"

麦门冬饮子益气生津。本方用辛甘淡寒之竹叶作药引，上清心火而解热，下通小便而利尿，从而引火邪下行，从小便而清。

口糜证　主口

膀胱移热于小肠，膈肠不便，上为口糜，心胃壅热，水谷不化，转下小肠。

柴胡地骨皮汤 主之，治口糜生疮损烂，小肠有热，胀满不便，宜服之。

柴胡去苗 地骨皮各等分

上为末，每服三钱，水一大盏，煎至八分，去滓，食后。如有病人大段实者①，加大黄、朴硝，可泻热甚。

『 注释 』

①大段实者：指大便硬者。

『 按语 』

口糜，病证名，出自《素问·气厥论》。本病多因饮食失节，嗜食炙煿，膏粱厚味，脾胃受伤，运化失职，湿热蕴积；或因膀胱湿热，犯及脾胃，以致湿浊不化，久则湿热积聚，循经上蒸口腔而发病。本病的主要发病原因为脾胃湿热。以口腔肌膜糜烂成片状，上附白色腐物如糜粥样，口内常有特殊气味和甜味感为其诊断要点。

湿热上熏口腔，灼损肌膜，气血滞留，而成红肿溃烂；湿与热交蒸，故溃烂成片，白腐物多如糜粥样，肌膜溃烂则疼痛，妨碍饮食，津液受蒸，则唾液减少，

口腔干燥；邪毒壅盛，气道受阻，则呼吸不利，痰涎壅盛，面青唇紫等；发热，头痛，食欲不振，大便秘结，小便短赤，苔黄腻均属湿热盛之征。

虑①瘕证　主女病

大肠小肠移热，名虑瘕，津液耗散，不能滑利，菀结而大肠闷涩。

槟榔丸　主之，治大肠有遗热，津液壅滞，腹痛闷涩，名曰虑瘕证。

槟榔　大黄剉，炒　枳壳麸炒，去瓤，各二两　木香　桃仁去皮尖，炒　大麻仁另研，各一两

上为末，炼蜜和丸，如桐子大，每服十丸至十五丸，温酒下，不计时候，汤亦得。

『注释』

①虑：通"伏"。

『按语』

虑瘕，病证名，出自《素问·气厥论》。指邪热伏于大肠所致的瘕病。下腹部有时鼓起块状，但有时消散，可伴有腹痛、便秘等症状。多由大肠热气郁积所致。

食㑊证　主胃病

大肠移热于胃，善食而瘦，或胃热移于胆，能食善饮，大胜土也。

参苓丸　主之，治食㑊。胃中结热，消谷善食，不生肌肉，此名食㑊。

人参　菖蒲　远志　赤茯苓　地骨皮　牛膝酒浸，各一两

上为末，炼蜜为丸，如桐子大，每服十丸至十五丸，米饮下，不计时候。

『按语』

食㑊，病证名，出自《素问·气厥论》。本证消谷善饥，而身体消瘦无力。大肠的热气转移到胃，由于胃中有热，则食欲旺盛，但虽吃得多，身体却消瘦。治

疗以清胃健脾为主。

鼻渊证　主鼻门

胆移热于脑，则辛頞①鼻渊，浊涕不止，如涌泉，不渗而下。久不已，衄血为患。

防风汤　主之，治鼻渊脑热，渗下浊涕不止，久而不已，必成衄血之疾。

黄芩　人参　甘草炙　麦门冬去心，各一两　川芎一两　防风去芦，一两半

上为末，每服二钱，沸汤点之，食后服，日三服。

『注释』

①辛頞（è 饿）：指鼻根部有辛辣的感觉。頞，鼻梁。

『按语』

鼻渊，病证名，出自《素问·气厥论》。鼻渊者，鼻流浊涕如渊之不竭也，是以鼻流浊涕，量多不止为主要特征的鼻病。常伴有头痛，鼻塞，嗅觉减退，久则常感头晕，是鼻科常见病、多发病之一。相当于西医的急、慢性鼻窦炎。如不彻底治疗，可引起严重并发症。其病标在上，病本则在于下，所以《内经》论述本病病因为胆之移热于脑。

然而，鼻渊有虚实之分，其病因也有不同。实证多由肺经风热或胆腑郁热或脾胃湿热等循经上扰，结滞鼻窍而成。虚证多由肺气虚寒或脾气虚弱，鼻窍失于气血之养所致。所以，其热不仅来自胆经，还有来自其他经者，如阳明胃经等。

衄衊证　主失血

胆受胃热，循脉而上于脑，阳络溢，血妄行，在鼻空①衊，目瞑②者。

定命散　治胆受热，血妄行，鼻中衄衊，并血汗不止。

朱砂　水银　麝香各等分

上为末，每服半钱，新汲水调下，不计时候。如用药，看老幼虚实加减。

『注释』

①空：音"孔"。

②目瞑：指眼睛闭着不想睁开。多见于发热而心烦、眩晕，患者欲闭目求得一时安静的状态。

『按语』

衄蔑，病证名，出自《素问·气厥论》。张景岳认为衄、蔑皆指鼻出血，二者有轻重之别。《类经·疾病类》："衄蔑皆为鼻血，但甚者为衄，微者为蔑。"

鼓胀证　主胃病气逆

有病心腹胀满，旦食不能暮食，致令胃逆不散，大肠不传，逆满。

鸡屎醴散　治鼓胀，旦食不能暮食，痞满。古法用此，可择焉。

大黄　桃仁　鸡屎醴干者，各等分

上为末，每服一钱，水一盏，生姜三片，煎汤调下，食后临卧服。

『按语』

鼓胀，病证名，出自《素问·腹中论》。其症心腹胀满，其形如鼓，故名鼓胀。《素问·腹中论》载有鸡矢醴，为治疗鼓胀的药酒方。作者根据古方，制鸡矢醴散。

血枯证　主妇人经病

年少醉入房室，气竭肝伤，故经衰少不来。肝伤则血涸，脾胃相传，大脱其血，目眩心烦，故月事不来也。

乌鱼骨丸　主之，治血涸，胁胸交满，妨饮食，变则闻腥臊之气，唾血，出清液，前后泄血。

茼茹①　乌贼鱼骨各一两

上为末，雀卵②不拘数，和成剂，丸如小豆大，每服五丸至十丸，煎鲍鱼汤下，食后此，日三服，食压之妙矣。

『注释』

①䕡茹：《素问·腹中论》原作"藘茹"，即茜草。
②雀卵：麻雀蛋。

『按语』

血枯，病证名，出自《素问·腹中论》。乌鱼骨丸为《素问·腹中论》所载治疗血枯的原方。其中乌贼骨味咸性温，能通经络，祛寒温，善破瘕痕；䕡茹，即今之茜草，可以通经；雀卵甘温，最能旺盛性机能；鲍鱼汁亦为血肉有情之品，除补之以味外，能入肝散血，气臭腥秽，可引诸药入于胞中，亦同气相感之意。四药合用确能兴阳开结，疏化积滞。

卷 二

诸证门（下）

伏梁证　主心积

若梁之伏隐也，居脐上逆，脐下顺；不可移动，为水溺。故有二等①。

鳖甲汤　主之，治伏梁积气，心下如臂，痞痛不消，小便不利。

鳖甲去裙栏，醋炙黄色　荆三棱　大腹子皮　芍药　当归　柴胡去苗　生地黄各一两　官桂　生姜各三分，切作片子，焙干

上为末，每服三钱，水一大盏，入生姜、木香半钱，同煎至八分，去滓，空心温服。

『注释』

①二等：两种情况。

『按语』

伏梁，病证名，出自《素问·腹中论》，有两种情况，一指少腹部的痈肿，症见少腹包块坚硬，固定不移，大小便下脓血等，病程长，难以治疗；二是指髀、股、胻皆肿，连及脐部，系宿受风寒，气血凝结于肠外所致。

伏梁证在《内经》中凡三见，另一种伏梁见《灵枢·邪气脏腑病形》。

痦俳①证　主肾虚

内夺而厥，舌痦不能言，二足废不为用。肾脉虚弱，其气厥不至，舌不仁。《经》云"痦痱"，足不履用，音声不出者。

地黄饮子　主之，治痦俳，肾虚弱厥逆，语声不出，足软不用。

熟干地黄　巴戟去心　山茱萸　石斛　肉苁蓉酒浸，焙　附子炮　五味子　官

桂　白茯苓　麦门冬_{去心}　菖蒲　远志_{去心，}等分

上为末，每服三钱，水一盏半，生姜五片，枣一枚，薄荷，同煎至八分，不计时候。

『注释』

①瘖俳：指不能说话，四肢软弱，不能运动。瘖，失声。俳，废痿。

『按语』

瘖俳，即"喑俳"，出自《素问·脉解》。又作"瘖痱"或"阴俳"。多由肾精亏损，以致肾气厥逆而成。肾虚上不能布精于肺而瘖，下不能滋养于筋而四肢不收，步履不便。

地黄饮子中温肾、滋阴并进，佐以开窍化痰之品，凡中风，肾元虚衰，虚阳上浮，痰浊随之上泛，堵塞窍道而成瘖俳者可用。如中风属阴虚阳亢，舌红脉弦者，慎用此等温补升散之品。

厥逆证　主心痛

膺^①肿颈^②痛，胸满腹胀，上实下虚，气厥而逆，阳气有余郁于胸也，不可针灸，宜服顺气汤。

小茯苓汤　主之，治厥逆病，三焦不调升降，胸膈膺肿，胸满腹胀，冷气冲注，刺痛。

赤茯苓　人参　陈皮_{去白}　桔梗_{剉，炒，各等分}

上为末，每服三钱，水一盏半，生姜五片，同煎至八分，去滓，不计时候。

『注释』

①膺：特指胸部两侧肌肉的隆起处，相当于胸大肌的部位。
②颈：项前。

『按语』

厥逆，病证名，出自《素问·腹中论》，是由于气上逆而引起。膺肿颈痛，胸

满腹胀皆在上中二焦，此以阴并于阳，下逆于此，故病名厥逆。

风成寒热证　主风

因于露风，寒热之始腠理，次入胃，食不化，热则消中，寒栗振动也。

解风散　主之，治风成寒热，头目昏眩，支体疼痛，手足麻痹，上膈壅滞。

人参　川芎　独活　麻黄去节，汤洗，焙，各一两　甘草一两　细辛去苗，半两

上为末，每服三钱，水一盏半，生姜五片，薄荷叶少许，同煎至八分，不计时候。

『按语』

该病证出自《素问·风论》。因露于风者，寒邪外侵阳气内拒，阴阳相薄，故生寒热。

风成寒中证　主风

风气与阳明入胃，循脉而上至目，皆津液所生为泣也。

当归汤　主之，治风邪所伤寒中，目泣自出，肌瘦，泄汗不止。

当归　人参　官桂各三钱　干姜炮　白术　白茯苓　甘草　川芎　白芍药各半两　细辛去苗，半两　陈皮一两，去白

上为末，每服三钱，水一盏半，生姜三片，枣二枚，同煎至八分，去滓，热服，不计时候，并三服。

『按语』

该病证出自《素问·风论》。指阳气素虚，风邪侵入人体后，表现出里寒症状。

风成热中证　主风

风气与阳明入胃，循脉而上目眦，肥人气不外泄，为热中目黄之病也。

青龙散 主之，治风气邪传化腹内，瘀结而目黄，风气不得泄，为热中烦渴引饮。

地黄 仙灵脾 何首乌去黑皮，泔浸一宿，竹刀子切，焙，各一分 防风去苗 荆芥穗一两

上为末，每服一钱，沸汤点调下，食后，每日三服。

『按语』

该病证出自《素问·风论》。指风邪稽留体内，不得外出，表现出里热症状。

脑风证　主风气

气循风府而上，则为脑风，项背怯寒，脑户①极冷，以此为病。

神圣散 主之，治脑风，邪气留饮不散，项背怯寒，头疼不可忍者。

麻黄去节 细辛去苗 干蝎一半生，一半炒 藿香叶各等分

上为末，每服二钱，煮荆芥、薄荷酒调下，茶亦得。并血风。

又方 治脑风，邪气留饮，头痛不可忍者，用远志末，不以多少，于鼻中嗅，与痛处柔之。相兼前药可用也。

『注释』

①脑户：穴位名。督脉与足太阳膀胱经之交会处。

『按语』

脑风，病证名，出自《素问·风论》。指风冷侵袭脑户的病证。作者用神圣散治疗，意在搜风散寒止痛。

首风证　主新沐中风

新沐①中风为首风，头面多汗，恶风，当先一日甚，至其风日则少愈。

大川芎丸 主之，治首风，旋晕眩急，外合阳气，风寒相搏，胃膈痰饮，偏

正头疼，身拘倦。

川芎一斤　天麻四两，用郓州者

上为末，炼蜜为丸，每两作十丸，每服一丸，细嚼，茶、酒下，食后。

秘方茶酒调散　治一切诸风痰壅，目涩昏眩，头疼心愦，烦热，皮肤痛痒，并风毒壅滞。清爽神志，通辟关窍，消恶汗。

石膏另为细末　菊花　细辛去苗　香附子去须，炒，各等分

上为末，每服二钱，温茶、酒调下，食后，每日三服。

『注释』

①新沐：二字原脱，据《素问·风论》补。沐，指洗头。

『按语』

首风，病证名，出自《素问·风论》。指新浴之后感受风邪，症见头痛恶风，头面多汗，或眩晕，或偏头痛的病患。

秘方茶酒调散用温茶酒调下，取茶叶性味苦寒，上清头目；酒之性味辛温，行药势，从而增强全方清爽神志、通和关窍的作用。

目风眼寒证　主眼门

风入系头，则血脉凝滞，不能上下通流于目，令风寒客之，目①风眼寒也。

石膏散　主之，治目风眼寒，及偏正头疼，夹脑风，鼻出清涕，目泪，疼痛不已。

石膏二两，炭火烧，研细末　川芎一两　甘草半两，炙

上为末，每服一钱，葱白、好茶同煎汤调下，食后，日二服。

『注释』

①目：原脱，据明本补。

『按语』

目风眼寒，病证名，出自《素问·风论》。风邪侵犯头部，损伤视觉系统，就

会出现眼部畏惧风寒的证候。

漏风证　主酒风

饮酒中风，或汗多，不可单衣①，食则汗出，多如液漏。久不治，为消渴疾。**白术散**　主之，治漏不久，虚风多汗，食之汗出如洗，少者痿劣。

牡蛎二钱，焙赤　白术一两一分　防风二两半

上为末，每服一钱，温水调下，不计时。如恶风，倍防风、白术；如汗多面肿，倍牡蛎。

『**注释**』

①不可单衣：不能穿单薄的衣服。因为汗后毛孔疏松，所以怕风。

『**按语**』

漏风，病证名，出自《素问·风论》。又名酒风。因酒后感受风邪所致。饮酒之后，毛孔舒张出汗，则风邪乘虚而入。

胃风证　主风

因于失衣①，风感之颈，汗多恶风，膈塞不通，寒则胃泄，腹满，气不通。大豆蔻丸、胃风汤主之。

大豆蔻丸②　治胃风，颈多汗，恶风，饮食不下，小腹善满，失衣则腹胀，食寒则泄，形瘦。

肉豆蔻　草豆蔻　陈皮　独活　薏苡仁　人参　川芎各半两　羌活　防风桔梗　甘草炙　木香各五③分

上为末，炼蜜为丸，如桐子大，每服四十丸，米饮下，不计时候，日进三服。

胃风汤　治风冷乘虚入客肠胃，水谷不化，肠胁虚满疠④痛，及肠胃泄毒，或下瘀血。

人参　白茯苓去皮　芎䓖　官桂　当归去苗　白芍药　白术各等分

上为末，每服二钱，水一大盏，入粟米百余粒，同煎至七分，去滓，热服，

空心食前。此药与豆蔻丸为表里也。

『注释』

①失衣：指衣服穿得少。
②大豆蔻丸：方名原脱，据上文补。
③五：原脱，据朱本补。
④疞（jiǎo 绞）：腹中急痛。

『按语』

胃风，病证名，出自《素问·风论》。指风邪中于胃者。以腹胀、泄下、多汗、恶风为特征。胃风汤出自《局方》。方中白术、肉桂为健胃药，茯苓健脾渗湿，当归、白芍、川芎活血化瘀，人参进行全面调整。

行痹证　主痹

风寒湿三气，合而为痹。风气胜者，行痹，上下左右无留，随所至作。
防风汤　主之，治行痹，行走无定。
防风　甘草　当归　赤茯苓去皮　杏仁去皮，炒熟　桂各一两　黄芩　秦艽　葛根各三钱　麻黄半两，去节
上为末，每服五钱，酒水合二盏，枣三枚，姜五片，煎至一盏，去滓，温服。

『按语』

行痹，病证名，出自《素问·痹论》。又名风痹、走注。指风寒湿三气合而致病，以风邪为主，表现出肢体关节酸痛，痛处游走不定的一类痹证。

痛痹证　主痹

寒胜者，为痛痹，大宜宣通。阴寒为痛，宜通气温经而愈。
茯苓汤加减　治痛痹，四肢疼痛，拘倦浮肿。

赤茯苓去皮　桑白皮各二两　防风　官桂　川芎　芍药　麻黄去节，各一两①半

上为末，每服五钱，水一盏，枣一枚，煎至八分，去滓，温服。以姜粥投之，汗泄为度，效矣。

『注释』

①两：原脱，据明本补。

『按语』

痛痹，病证名，出自《素问·痹论》。指风寒湿三气合而致病，以寒邪为主，表现出肢体关节疼痛剧烈，痛有定处，得热痛减的一类痹证。

加减茯苓汤用姜粥投之，是取生姜辛温之性味，利用其温中散寒、发汗的作用，使邪从汗解。

著痹证　主痹

湿气胜者，为著痹，湿地水气甚重，著而不去，多汗而濡者。

茯苓川芎汤　主之，治著痹，留注不去，四肢麻，拘挛，浮肿。

赤茯苓　桑白皮　防风　官桂　川芎　麻黄　芍药　当归　甘草炙，各等分

上为末，每服二钱，水二盏，枣三枚，同煎至一盏，去滓，空心，温服。如欲出汗，以粥投之。

『按语』

著痹，病证名，出自《素问·痹论》。指风寒湿三气合而致病，以湿邪为主，表现出肢体关节沉重酸痛，或有肿胀，痛有定处，活动不便，肌肤麻木不仁的一类痹证。

周痹证　主痹

《黄帝针经》云：在血脉之中随上下。本痹不痛，今能上下周身，故以名之。

大豆蘖散　主之，治周痹，注五脏留滞，胃中结聚。益气出毒，润皮毛，补肾气。

大豆蘖一斤，炒香熟

上为末，每服半钱，温酒调下，空心，加至一钱，日三服。

『 按语 』

周痹，病证名，出自《灵枢·周痹》，又见于《素问·痹论》。痹证之及于全身者，为风寒湿邪乘虚侵入血脉、肌肉所致。症见周身疼痛，上下游行，或沉重麻木，项背拘急，脉濡涩等。治宜益气和营，祛邪通痹。

胞痹证　主膀胱

小腹膀胱按之内痛，若沃①以汤，涩于小便，上为清涕。太阳直行，从巅入循于脑，气下灌于鼻，时出清涕不止。

肾著汤　主之，治胞痹②，小便不利，鼻出清涕者。

赤茯苓去皮　白术各四两　甘草三两，炙　干姜二两，炮

上为末，每服五钱，水二盏，煎至一盏，去滓，温服，日三服。

『 注释 』

①沃：灌。
②胞痹：指膀胱痹。

『 按语 』

胞痹，病证名，出自《素问·痹论》。"胞"，指膀胱。"痹"，指气机阻塞不通。主要症状为小腹胀满，小便艰涩不利，小腹部有压痛。是由风寒湿之邪侵犯膀胱，使膀胱气化失常所致。又名膀胱痹。因风寒湿邪久客膀胱，使膀胱虚寒，气化失常所致。症见小腹胀满，疼痛拒按，小便艰涩不利，鼻流清涕等。

肠痹证　主痹

虽多饮，不得溲，不成大便，使糟粕不化，故气喘急而飧泄。

木香丸　主之，治肠痹，腹疞痛，时发飧泄，气不消化，小便秘涩。

木香　白术　官桂　芜荑　良姜　诃子皮各一两　附子炮，去皮　厚朴生姜制　肉豆蔻各二两　干姜三分　甘草半两

上为末，曲、面糊为丸，如桐子大，每服二十丸，姜汤下，空心。

『**按语**』

肠痹，病证名，出自《素问·痹论》。内脏痹证之一，即痹证影响于大小肠所出现的一种证候。主要症状为渴饮而小便不利，腹胀泄泻。因大小肠的气机痹阻不行，导致水道不通，糟粕不化，清浊不分。

热痹证　主痹

阳气多，阴气少，阳热其阴寒，故痹。藏府热，熻[①]然而闷也。

升麻汤　主之，治热痹，肌肉热极，体上如鼠走，唇口反纵，皮色变，兼诸风皆治。

升麻三两　茯神去皮　人参　防风　犀角镑　羚羊角镑　羌活各一两　官桂半两

上为末，每服四钱，水二盏，生姜二块，碎，竹沥少许，同煎至一盏，温服，不计时候。

『**注释**』

①熻（xī 析）：热。

『**按语**』

热痹，病证名，出自《素问·痹论》。热痹又称脉痹，为痹证之一种，指热毒流注关节，或内有蕴热，复感风寒湿邪，与热相搏而致的痹证。临床可见关节红肿热痛，发热，烦闷，口渴等。治以清热祛邪，宣痹止痛。本病见于风湿性关节炎活动期、类风湿关节炎及痛风急性发作期。

升麻汤出自《圣济总录》。本方以升麻、防风、羌活祛风除湿，犀角、羚羊角清热，配合人参增强人体免疫力。用犀角、人参治痹在临床病理和药理方面都有重要的科研价值。

白淫证　主虚劳

思想无穷，所愿不得，意淫于外，入房太甚，筋纵，发为筋痿，及为白淫①。大过者，白物为淫，随溲而下，故为劳弱。

秘真丸　主之，治白淫，小便不止，精气不固，及有余沥，或梦寝阴人通泄耳。

龙骨一两，另研　诃子皮大者五个用　缩砂仁半两，去皮　朱砂一两，研细，一分为衣

上为末，面糊为丸，如绿豆大，每服一丸，空心，温酒下，冷水亦得。不可多服。大秘②，葱白汤、茶下。

『注释』

①白淫：在男子为遗精，在女子为白带。
②大秘：指大便秘。

『按语』

白淫，病证名，出自《素问·痿论》。指男子尿出白物如精及女子带下病。

胃脘痈证　主痈门

胃脉沉细，阳气不得下通，寒痈，阳热聚胃口，腐坏成脓。

射干汤　主之，治胃脘痈，人迎脉逆而甚，嗽脓血，荣卫不流，热聚胃口成痈。

射干去毛　栀子仁　赤茯苓去皮　升麻各一两　赤芍药一两半　白术半两

上为末，每服五钱，水二盏，煎至一盏，去滓，入地黄汁一合①、蜜半合，再煎，温服，不计时候。

『注释』

①合：容量单位。一升的十分之一为一合。

『 **按语** 』

胃脘痛，病证名，出自《素问·病能论》。又名胃脘内痛、胃痛。指痛之生于胃脘部者。症见上腹部中下脘疼痛为主的疾病。属内痛之一。《医学入门》卷六："胃脘痛因饮食、七情、火郁，复被外感寒气所隔，使热浊之气填塞胃脘。"胃脘痛是胃膜受损，其病位以胃为本，也与脾、肝、肺关系密切。

阳厥证　主诸气

怒狂者，生于阳也。阳胜则气逆，狂怒上气。夺食①即已。食入于阴，养于阳，则平其气。若阳胜，气逆多怒。

羚羊角汤　主之，治阳厥，气逆多怒，而颈脉腹效②。已食，阴养于阳，平其气。

羚羊角　人参各三两　赤茯苓二两，去皮　远③志去心　大黄炒，各半两　甘草一分，炙

上为末，每服三钱，水一盏半，煎至八分，去滓，温服，不计时候。

新补又方　治阳厥，若除烦下气，铁洛为饮，铁浆汤饮之，食后并服。

『 **注释** 』

①夺食：禁止病人进食。

②效：疑当作"动"。

③远：原脱，据明本补。

『 **按语** 』

阳厥，病证名，出自《素问·病能论》。因突受过度刺激而善怒的病证。《素问·病能论》原载生铁落饮治疗本证。

息积证　主腹心

病胁下满，逆气不已，气聚胁下，息而不消，积而不散，气元在胃，妨饮食。不可针灸，宜导引、服药尔。

白术丸 治息积，胁下气逆，妨闷喘息，不便呼吸，引痛不已。

白术 枳实 官桂各一两半 人参二两 陈皮 桔梗醋炒 甘草各一钱

上为末，炼蜜为丸，如桐子大，每服二十丸，温酒下，日三服。

『按语』

息积，病证名，出自《素问·奇病论》。为胁下胀满，气逆息难，或有形块的病证。《素问·奇病论》原文云"不妨饮食"，与作者云"妨饮食"不一致，似有误。

疹筋证 主肝

人有尺脉数甚，筋急而见，腹必急，数亦为虚，筋见以名耳。

柏子仁散 主之，治疹筋，肝虚生寒，脉寒数筋急，腹胁痞闷，筋见于外。《圣惠方》中十五味柏子仁丸亦治。

柏子仁 茯苓 防风 细辛 白术 官桂 枳壳 川芎各三两 附子 当归 槟榔各半两

上为末，每服三钱，水一盏半，生姜三片、枣二枚，同煎至八分，去滓，温服，不计时候。

『按语』

疹筋，病证名，出自《素问·奇病论》。指肝病筋急而见腹中拘急者。多由肾虚肝火失滋养所致。《针灸甲乙经》"疹筋"作"狐筋"。

厥逆头疼证 主胃

肾虚犯大寒，头疼，齿亦痛，痛之甚，数不已者是也。

天南星丸 主之，治厥头痛，齿痛，骨寒，胃脉同肾脉，厥逆头痛，不可忍之。

天南星炮 硫黄研 石膏研 消石研，各等分

上为末，面糊为丸，如桐子大，却每服二十丸，温酒下，空心、日午、临卧

三时服。

『 **按语** 』

该病证出自《素问·奇病论》。原文作"厥逆"，指久头痛的一种。厥逆头痛时常连及齿痛，头冷痛畏寒，面色青白；舌苔薄白，质淡，脉紧。

胆瘅[①]证　主肝

谋虑不决，胆虚，气上冲口中，上溢则口苦，是清净之府[②]，浊扰之气上溢。

益胆汤　主之，治胆瘅，肝虚热，气上冲，口中常苦，泄热不已，藏府固虚致然。

黄芩去朽　甘草炙　人参各二两　官桂一两　苦参　茯神各两半

上为末，每服三钱，水一盏，煎至八分，去滓，温服，不计时候。

『 **注释** 』

①瘅：原作"痹"，据明本改。

②清净之府：即胆。因胆所贮藏的胆汁清而不浊，故名。语出《难经·三十五难》。

『 **按语** 』

胆瘅，病证名，出自《素问·奇病论》。多由谋虑不决，胆气上溢所致。症见口中常苦。治宜清胆泻热。

濡泄证　主利

《内经》云：湿胜则濡。《甲乙经》云：寒客生濡。胃泄如随气而下利。

豆蔻散　主之，治濡泄不止，寒客于脾胃，故伤湿而腹痛，滑利不止。

肉豆蔻五个　甘草炙　厚朴各等分

上为末，每服二钱，米饮一盏调下，食前，白汤亦得。

『按语』

濡泄，病证名，出自《素问·气交变大论》。指湿盛伤脾的泄泻。又称濡泄、湿泻、洞泄、脾虚泄。

鹜溏证　主利

脾虚风冷阴盛，糟粕不化，大便黄黑如鹜溏，或大肠有寒也。

吴茱萸丸　治鹜溏，泄泻不止，脾虚胃弱，大肠有寒，大便青黑或黄利下。

吴茱萸汤洗，炒　干姜　赤石脂　陈曲炒熟　当归焙　厚朴各三钱

上为末，炼蜜为丸，如桐子大，每服三十丸，温米饮下，空心服。

『按语』

鹜溏，病证名，出自《素问·气交变大论》。又称鸭溏、鹜泄。鹜，家鸭。鹜溏指泄泻便如鸭粪。属寒泄。《金匮翼·泄泻诸症统论》："鹜溏者，水粪并趋大肠也。夫脾主为胃行其津液者也。脾气衰弱，不能分布，则津液糟粕并趋一窍而下，《金匮》所谓脾气衰则鹜溏也。又寒气在下，亦如令人水粪杂下，而色多青黑，所谓大肠有寒则鹜溏也。"

三焦约证　主大小肠

小腹痛，不得大小便，邪气入客，约而不行，故谷气不得通也。

枳壳丸　主之，治三焦约，调顺三焦气脉，消痞滞，利胸膈，治风，通大小便。

陈皮一两　槟榔半两　牵牛四两，一半生一半熟，捣，取头末一两半，余不用　木香一分枳壳二两

上为末，炼蜜为丸，如桐子大，每服十五丸，生姜汤下，食后，日三服。

『按语』

三焦约，病证名，出自《灵枢·四时气》及《素问·宣明五气》。前后不通，

两阴俱闭也，名曰三焦约。约者，束也。宜先以滑剂润养其燥，然后攻之。

胃寒肠热证　主胃

胃寒主收，水谷不化，泄泻，寒之气在上，肠热之气在下，故胀而泄。

妙应丸　主之，治胃寒肠热，水谷不化，腹胀痞满，泄利不已。

川乌头去尖，半两　栀子仁　干姜生，各一分

上为末，生姜汁、面糊为丸，如桐子大，每服五丸，温酒下，食前，日进三服。

『按语』

该病证出自《灵枢·师传》及《素问·五脏别论》。指胃中有寒、肠中有热的寒热错杂证，表现为腹胀兼见泄泻。

胃热肠寒证　主胃

胃热则消谷，善食而饥，奈肠寒，则血凝脉重，小腹痛，痛而胀。

青橘皮丸又云前胡木香散亦治　治胃热肠寒，善食而饥，便溺小腹而胀痛，大便或涩。

青皮　荆三棱　黄连　蓬莪术炮，各一两　巴豆霜一分

上为末，面糊为丸，如绿豆大，每服三丸至五丸，茶、酒下，食后。少与之，不可多也。

『按语』

该病证出自《灵枢·师传》及《素问·五脏别论》。指胃中有热、肠中有寒的寒热错杂证，表现为容易饥饿兼见小腹胀痛。

控睾证　主小肠

《甲乙经》云：小肠病，结于腰上而不下，痛冲心肺，邪所系。

茴香楝实丸 主之，治小肠病结上而不下，痛冲心肺。

茴香炒 楝实①麸炒，去核 石茱萸 马练花醋炒，各一两 陈皮一两 芫花半两，醋炒

上为末，醋、面糊为丸，如桐子大，每服十丸至二十丸，温酒下，空心食前。

『 注释 』

①楝实："川楝子"的别名，出自《神农本草经》。

『 按语 』

控睾，病证名，出自《素问·至真要大论》及《灵枢·四时气》。小肠气之别称。多由体虚，寒邪侵袭下焦所致。症见少腹腰脊处疼痛，牵引睾丸，甚则痛冲心胸。治宜温经散寒行气。

阴疝证 主男病

足厥阴之脉，环阴器，底小腹，肿或痛，肾虚寒，水涸渴。泻邪补脉为治。

蒺藜汤 主之，治阴疝，牵引小腹痛。诸厥疝，即阴疝也。嘻欲劳痛，不可忍之。

蒺藜去角，炒 附子炮，去皮脐 栀子各等分

上为末，每服三钱，水一盏半，煎至六分，去滓，食前温服。控睾证茴香楝实丸，亦治此证。

『 按语 』

阴疝，病证名，出自《素问·至真要大论》。有两种不同病证均称阴疝。其一，多因肝肾受寒所致，症见睾丸卒然收缩入腹中，急痛欲死，阴囊、睾丸肿大偏坠，或少腹两旁隆起有形，并兼有腹痛等。治宜温化行气，内服暖肝煎；若肾脏虚寒，水阴涸竭所发者，治宜内服蒺藜汤。其二，指多种寒疝之总称，即厥疝。由七情内郁或房事过度，厥阴受病所致。治宜理气解郁。

诸痹证　主风

痹乃风寒湿三气相合而为痹。风者，百疾之长，善行数变。当汗恶风，目瞤^①胁痛，或走注四肢，皮肤不仁，屈伸不便。

升麻前胡汤　主之，治肝风虚所中，头痛目眩，胸膈壅滞，心烦痛昏闷，屈伸不便。

升麻　前胡一两半　玄参　地骨皮各一两　羚羊角　葛根各二两　酸枣仁一钱

上为末，每服三钱，水一盏半，煎至八分，去滓，再煎三五沸，食后温服，如行五六里，更进一服。

『注释』

①瞤：眼皮跳动。

『按语』

痹证出自《素问·痹论》。诸痹证指风寒湿邪侵袭经络、痹阻气血，引起以关节、肌肉酸痛拘急为主症的一类疾病。《内经》对痹证的病因、证候分类以及转归与预后等已有明确的认识。

痹证的发生，主要由风、寒、湿、热之邪乘虚侵袭人体，引起气血运行不畅，经络阻滞；或病久痰浊瘀血，阻于经隧，深入关节筋脉。一般多以正气虚衰为内因；风寒湿热之邪为外因。依据病因以及病邪的偏盛，痹证一般分为风寒湿痹和热痹两大类。辨证时，首先应辨清风寒湿痹和热痹的不同。热痹（风湿热痹）以关节红肿灼热疼痛为特点，风寒湿痹虽有关节酸痛，但局部无红肿灼热，喜暖畏寒；对风寒湿痹又应区别风寒湿偏盛的不同。风邪偏盛，则关节酸痛，游走不定，为风痹（行痹）；寒邪偏盛，则痛有定处，疼痛剧烈，为寒痹（痛痹）；湿邪偏盛，肢体酸痛重着，肌肤不仁，为湿痹（着痹）。痹证初起，不难获愈，晚期病程缠绵，预后多不良。

心疝证　主心痛

心脉急，小腹有形。心不受邪，必传于腑，故小腹有形。心气逆不顺，当痛不已。当兼心气治，不止为有寒邪所中。

木香散 主之，治心疝，小腹痛，闷绝不已者。

木香 陈皮各一两 良姜 干姜 诃子皮 赤芍药 枳实各半两 草豆蔻 黑牵牛各三两 川芎三两

上为末，每服二钱，水一盏，煎至七分，去滓，温服。

『 **按语** 』

心疝，病证名，出自《素问·脉要精微论》。心疝证是因寒邪侵犯心经而致的一种急性痛证，症见下腹有形块突起，气上冲胸，心暴痛，脉弦急。

『 **原文** 』

四圣散 治肾脏风，并一切癣。
白附子 白蒺藜 黄芪 羌活各等分，生用
上为末，每服二钱，盐汤调下，空心，一日三服。久癣不瘥，十日大愈。
赴筵散 治口疮不已者。
密陀僧 黄檗① 青黛各等分
上同研为细末，每用干掺于疮上。不过三二日，即便愈。
诃子汤 治失音，不能言语者。
诃子四个，半炮半生 桔梗一两，半炙半生 甘草二两，半炙半生
上为细末，每服二钱，用童子小便一盏，同水一盏，煎至五七沸，温服。甚者不过三服，即愈。

『 **注释** 』

①黄檗：即黄柏，出自《本草经集注》。

『 **按语** 』

以上三方与心疝证无关。

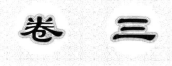

卷　三

风 门①

风 论

《素问》云：诸风掉眩，强直，支②痛缓戾③，里急筋缩，皆足厥阴风木之位，肝胆之气也。风者，动也。动者，摇也。所谓风气甚而主目眩运④，由风木主，则是金衰不能制木，而木能生火，故风火多为热化，皆阳热多也。风为病者，或为寒热，或为热中⑤，或为寒中⑥，或为疠风，或为偏枯⑦，或为腰脊强痛，或为耳鸣鼻塞诸证，皆不仁，其病各异，其名不同。

《经》云：风者善行数变，腠理开则洒然⑧寒，闭则热而风。风气俱入，行于诸脉分肉之间，与卫气相干，其道不利，致使肌肉愤䐜⑨，而有疡也。卫气所凝而不行，故其肉有不仁也。分肉之间，卫气行处，风与卫气相薄，俱行肉分，故气道涩而不利。气道不利，风热内郁，卫气相持，肉愤䐜而疮出。卫气被风郁，不得传遍，升凝而不行，则肉不仁也。谓皮肉瘅，而不知寒热痛痒，如木石也。

『注释』

①风门：原无，据明本目录补。
②支："肢"的古字。
③戾：弯曲。
④运：通"晕"。
⑤热中：指病邪稽留体内，不得外出，表现出的里热症状。
⑥寒中：指阳气素虚，病邪侵入人体后，表现出的里寒症状。
⑦偏枯：即半身不遂，是中风后遗症。
⑧洒然：寒冷貌。
⑨愤䐜（chēn 抻）：肿胀。䐜，肿胀，胀大。

『按语』

本段阐发了《素问·风论》中关于风邪侵入人体导致的各种病证的机理及其症状的论述。《素问·至真要大论》说"诸风掉眩，皆属于肝"，诸风，是指各种风证；掉，张介宾注"掉，摇也"，即抽动；"眩，运也"，即眩晕。意思是说，各种风证，如抽搐、眩晕等，大都属于肝病范畴。临床上，凡是见到有抽搐、眩晕等表现，皆可以风辨治，并将其与肝联系起来考虑。在天为风，在地为木，在人为肝，在体为筋。风气通于肝，故诸风为病，皆属于肝木也。正因为风证与肝的关系最为密切，故又有"肝为风木之脏"的说法。

『原文』

《经》曰：风者，百病之首也。其变乃，乃为他病无常，皆风气所发也。以四时五运六气千变万化，冲荡推击无穷，安得失时而绝也。故春甲乙①，伤于风者为肝风。夏丙丁，伤于风者为心风。季夏戊己，伤于风者为脾风。秋庚辛，伤于风者为肺风。冬壬癸，伤于风者为肾风。

风中五脏六腑，自俞而入，为脏腑之风。肺风之状，多汗恶风，色白，时嗽短气，昼则微，暮则甚。心风之状上同②，善怒，色赤，病甚则言不可快。肝风，善悲，色微苍③，嗌干，善怒，时憎女子。脾风，身体怠惰，四肢不收，色薄微黄，不嗜饮食。肾风，面痝④而浮肿，脊痛不能正立，其色如⑤，隐曲⑥不利。

『注释』

①春甲乙：春指春季，甲乙指日期。春季属木，甲乙日亦属木，是木旺之时。后文夏丙丁、季夏戊己、秋庚辛、冬壬癸依此类推。
②上同：代替上文的"多汗恶风"。
③苍：青色。
④痝（máng 忙）：浮肿；肿大。
⑤如：疑为讹字，《素问·风论》作"炲"。炲（tái 台），黑色。
⑥隐曲：指大小便。

『按语』

以上两段阐发了《素问·风论》关于风邪因五行时日不同而中于不同之脏，

以及五脏之风的症状和诊断要点的论述。

『原文』

又曰：风寒热，诸疾之始生也。人之藏府，皆风之起。谓火热，阳之本也。谓曲直动摇，风之用也。眩运呕吐，谓风热之甚也。夫风热拂郁①，风大生于热，以热为本，而风为标。风②言风者，即风热病也。气壅滞，筋脉拘倦，肢体焦痿，头目昏眩，腰脊强痛，耳鸣鼻塞，口苦舌干，咽嗌不利，胸膈痞闷，咳呕喘满，涕唾稠粘，肠胃燥热结便，溺淋闭，或夜卧寝汗，咬牙睡语，筋惕惊悸，或肠胃拂郁结，水液不能浸润于周身，而但为小便多出者。或湿热内郁，而时有汗泄者。或因亡液而成燥，淋闭者。或因肠胃燥郁，水液不能宣行于外，反以停湿而泄。或燥湿往来，而时结时泄者。或表之阳如正气卫气是也，与邪热相合，并入于里，阳极似阴而战，烦渴者。热间寒故战，里热甚则渴。或虚气久不已者。《经》言：邪热与卫气并入于里，则寒战也，并出之于表，则发热。大则病作，离则病已。或风热走注，疼痛麻痹者。或肾水真阴衰虚，心火邪热暴甚而僵仆。或卒中，久不语。或一切暴瘖而不语，语不出声。或暗风痫者。或洗头风，或破伤，或中风，诸潮搐③，并小儿诸疳积热。或惊风积热，伤寒、疫疠而能辨者。或热甚怫结，而反出不快者。或热黑陷将死。或大人小儿风热疮疥，及久不愈者。或头生屑，遍身黑黧，紫白斑驳，或面鼻生紫赤，风刺瘾疹，俗呼为肺风者。或成风疠，世传为大风疾者。或肠风痔漏，并解酒过热毒，兼解利诸邪所伤，及调理伤寒，未发汗，头项身体疼痛者，并两感诸证。兼治产后血液损虚，以致阴气衰残，阳气郁甚，为诸热证，腹满涩痛，烦渴喘闷，谵妄惊狂。或热极生风，而热燥郁，舌强口噤，筋惕肉瞤，一切风热燥证，郁而恶物不下，腹满撮痛而昏者。恶物过多而不吐者，不宜服之。兼消除大小疮及恶毒。兼治堕马打扑，伤损疼痛。或因而热结，大小便涩滞不通。或腰腹急痛，腹满喘闷者。

『注释』

①拂郁：愤闷。拂，通"怫"。
②风：疑作"凡"。
③潮搐：定时发生的抽搐。

『**按语**』

　　风在六气当中，行动最快，变化最大，而寒暑湿燥火五气使人致病，往往是由风引导所致。风邪既可单独使人致病，又可与其他邪气相合使人致病。因此，把风列为"六淫"之首。本段重点论述了风与热的关系，认为凡"言风者，即风热病也"，"热为本，而风为标"。分析了各种风证的病机与证候表现。

『**原文**』

　　防风通圣散　防风　川芎　当归　芍药　大黄　薄荷叶　麻黄　连翘　芒硝以上各半两，朴硝是者^①　石膏　黄芩　桔梗各一两　滑石三两　甘草二两　荆芥　白术栀子各一分

　　上为末，每服二钱，水一大盏，生姜三片，煎至六分，温服。涎嗽加半夏半两，姜制。

　　贾同知通圣散　防风　芍药各二钱半　甘草三两　荆芥三钱半　薄荷一两　黄芩一两　白术一分　石膏一两　川芎半两　滑石三两　当归半两　大黄半两　麻黄半两山栀子一分　连翘半两　桔梗一两　无芒硝，无缩砂。

　　崔宣武通圣散　防风　芍药　荆芥　当归　白术　山栀子各一分　川芎　大黄　薄荷　连翘　黄芩　桔梗　缩砂各半两　甘草　石膏各一两　滑石三两

　　刘庭瑞通圣散　此方有缩砂，无芒硝，其余皆同。缘庭瑞于河间守真先生礼师传之。随从二年，始受于方，斯且取为端而可准，凭以用之，兼庭瑞以用治病，百发百中，何以疑之，因录。但庭瑞临时以意加减，一依前法。嗽加半夏半两，生姜制。

『**注释**』

　　①朴硝是者：原作"朴朴者"，据明本改。

『**按语**』

　　防风通圣散为通表通里，和气和血，调整二便，疏利三焦之方。药味虽多，秩序井然，共奏疏风解表、泻热通便之功。本方是中医临床常用的著名方剂，近年来广泛治疗临床多种疾病，疗效满意。

　　此方下尚有贾同知通圣散、崔宣武通圣散、刘庭瑞通圣散，与此方药品十同

八九，或无麻黄，或无芒硝，或加缩砂仁。可见此方流传甚广，影响颇大。从方下小序可知，本书有后人增补的内容，并非全是河间先生原稿，读者应区别对待。

『原文』

防风天麻散 治风，麻痹走注，肢节疼痛，中风偏枯，强暴音不语，内外风热壅滞，解昏眩。

防风 天麻 川芎 羌活 香白芷 草乌头 白附子 荆芥穗 当归焙 甘草各半两 滑石二两

上为末，热酒化蜜少许，调半钱，加至一钱，觉药力运行，微麻为度。或炼蜜为丸，如弹子大，热酒化下一丸或半丸细嚼，白汤化下亦得。散郁结，宣通气如甚者，更服防风通圣散。

犀角丸 治风痫，日发作有时，扬手掷足，口吐痰涎，不省人事，暗倒①屈伸。

犀角末，半两 赤石脂三两 朴硝二两 白僵蚕一两 薄荷叶一两

上为末，面糊为丸，如桐子大，每服二十丸至三十丸，温水下，日三服，不计时候。如觉痰多，即减丸数。忌油腻物。风痓病目直，卒中口噤，背强如弓卧摇动，手足搐搦无汗名刚，为阳痓；有汗名柔，为阴痓，通三一承气下妙。

『注释』

①暗倒：指眩运头重目暗，举头欲倒。

『原文』

搜风丸 治邪气上逆，以致上实下虚，风热上攻，眼目昏，耳鸣鼻塞，头痛眩运，燥热上壅，痰逆涎嗽，心腹痞痛，大小便结滞。清利头面，鼻聪耳鸣，宣通血气。

人参 茯苓 天南星半两 干生姜 藿香叶一分 白矾生，各一两 蛤粉二两寒水石一两 大黄 黄芩一两 牵牛四两 薄荷叶半两 滑石四两 半夏一两

上为末，滴水为丸，如小豆大，每服十丸，生姜汤下，加至二十丸，日三服。

川芎石膏汤 治风热上攻头面，目昏眩痛闷，风痰喘嗽鼻塞，口疮，烦渴淋闷，眼生翳膜。清神利头，宣通气血，中风偏枯，解中外诸邪，调理诸病，劳复传染。

川芎 芍药 当归 山栀子 黄芩 大黄 菊花 荆芥穗 人参 白术各半两

滑石四两　寒水石二两　甘草三两　桔梗二两　缩砂仁一分　石膏　防风　连翘　薄荷叶各一两

上为末，每服二钱，水一盏，煎至六分，去滓，食后，水调亦得。忌姜、醋、发热物。

川芎神功散　治风热上攻，偏正头痛，无问微甚久新，头面昏眩。清神。

川芎四钱　甘草一分　川乌头　吴白芷　天南星　麻黄各半两

上为末，每服二钱，水一盏，生姜三片，煎至半盏，投清酒半盏，避风。

换骨丹　治瘫痪中风，口眼㖞斜，半身不遂，并一切风病暗风，并宜服之。

颂曰：

> 我有换骨丹，传之极幽秘。
> 疏开病者心，扶起衰翁臂。
> 气壮即延年，神清自不睡。
> 南山张仙翁，三百八十岁。
> 槐皮芎术芷，仙人防首蔓，
> 十件各停匀，苦味香减半，
> 龙麝即少许，朱砂作衣缠，
> 麻黄煎膏丸，大小如指弹。
> 修合在深房①，勿令阴人见。
> 夜卧服一粒，遍身汗津满。
> 万病自消除，神仙为侣伴。

麻黄煎膏　仙术　香白芷　槐角子取子　川芎　人参　防风　桑白皮　苦参　威灵仙　何首乌　蔓荆子　木香　龙脑研　朱砂研　麝香研　五味子

上为末，桑白单捣细，秤以麻黄膏和就，杵一万五千下，每两分作十丸，每服一丸，以硬物击碎，温酒半盏浸，以物盖，不可透气，食后临卧，一呷②咽之。衣盖覆，当自出汗，即瘥。以和胃汤调补，及避风寒，茶下半。

『**注释**』

①麻黄……深房：此三句原脱，据明本补。
②呷（xiā 瞎）：吸饮；喝。

『**原文**』

铅红散　治风热上攻阳明经络，面鼻紫色刺瘾疹。俗呼为肺风者，以肺主鼻，而又浅在皮肤之内，皮肤属于肺。

舶上硫黄^①　白矾灰半两

上为末，少许入黄丹^②染，与病人面色同，每上半钱，津液涂之洗漱罢，临卧，再服防风通圣散，效速。

『注释』

①舶上硫黄：即硫磺。
②黄丹：即铅丹。出自《抱朴子》。

『原文』

神芎散　治风热上攻，头目眩痛，上壅鼻，并牙齿闷痛。

川芎　郁金各二钱　荆芥穗　薄荷叶　红豆各一分

右为末，入盆硝二钱，研匀，鼻内嗅三二剜耳许。力慢加药。病甚兼夜嗅。

万灵丸　治肾脏，一切耳鸣、腰疼、筋骨痛。

赤芍药　五灵脂　防风　草乌头二两，炮　黄芪　细辛　海桐皮　山茵陈　骨碎补　地龙各八钱　黑狗脊二两　牛膝　何首乌　蔓荆子　白附子　川乌头　巨胜子^①各八钱　仙术^②一两　芫花三钱，炒　黑牵牛半两　青皮二钱　御米子二钱，炒

上为末，酒、面糊为丸，如桐子大，每服十丸至二十丸，温酒下，空心食前服。

『注释』

①巨胜子：即黑芝麻。
②仙术：即苍术。

『原文』

伊祁丸　治腰脚拳弯，鹤膝风，筋缩。

伊祁头尾全者　桃仁生　白附子　阿魏　桂心　白芷　当归　北漏芦　安息香用胡桃瓤研　芍药　牛膝　地骨皮　威灵仙　羌活各等分

上为末，面糊为丸，如弹子，空心，每服温酒化下一丸。

祛风丸　治中风偏枯，手足战掉，语言蹇涩，筋骨痛。

　　绿豆粉　川乌头炮　草乌头炮　天南星　半夏各一两　甘草　川芎　藿香叶
苓苓香　地龙　蝎梢各三钱　白僵蚕淘米泔浸，去丝　川姜半两，炮

　　上为末，一两，用绿豆粉一两又一法，用药一两，以白面二两，滴水为丸，如
桐子大，量人虚实加减，细嚼，茶酒下五丸至七丸，食后。初服三丸，渐加。

　　舒筋散　治妇人血气，并产后风热搐搦。舒筋。俗鸡爪风。

　　人参　川芎　官桂　丁香各半两　木香　天麻酒浸，焙，各一两　井泉石四两，别为末

　　上为末，每服三钱，井泉末三钱，大豆半升，净淘，好酒一大升，煮豆软，
去豆，用豆汁酒调下，后以酒送下。盖覆，汗出为效。

　　胜金丸　治风热惊骇不时，旋运潮搐，口吐痰沫，忽然倒地，不省人事，名
曰痫病。

　　白僵蚕　细辛　天南星　皂角炙黄　川乌头生　乌蛇真者，好酒浸，去骨　白矾枯
桔梗　威灵仙　何首乌　草乌头各①　荆芥穗　川芎各二两

　　上为末，酒、面糊为丸，如桐子大，每服十丸，食后温酒下。

『 **注释** 』

①各：此下疑有脱文。

『 **原文** 』

　　比金散　治伤寒冒①风，头目痛，四肢拘倦，鼻塞。

　　麻黄　白芷　细辛　荆芥穗　菊花　防风　石膏　何首乌　川芎　薄荷　干
蝎　草乌头各等分

　　上为末，每服一钱，水一盏煎，温服。酒茶亦得。

『 **注释** 』

①冒：原作"胃"，据文义改。

『 **原文** 』

　　神白丹　治伤寒积热，及风生惊搐，或如狂病，诸药不效。此方不可尽述。

　　铅白霜一分　轻粉半两　粉霜一两，用白面六钱和作饼子，炙热，同研

　　上为末，滴水为丸，如桐子大，每服十丸至十五丸，米饮下。量虚实加减。

桃仁丸 治一切风毒，遍身疼痛，四肢拘急。

草乌头生用 五灵脂三两 桃仁取霜，一两

上为末，酒煮面糊丸，如桐子大，以青黛为衣，嚼胡桃仁，以温酒下五丸，食后。加减。

瓜蒂神妙丹 治头目昏眩，偏正头痛等。

焰硝① 雄黄 川芎 薄荷叶 道人头② 藜芦各一分 天竺黄一钱半，如无，以蔚③金代之

上为末，研细，含水，鼻中嗅一字。神验！

『 **注释** 』

①焰硝："消石"的别名。
②道人头："苍耳"的别名。
③蔚：通"郁"。

『 **原文** 』

清风散 治头目昏眩，咽膈不利，痰涎壅塞。

石碌一钱 朱砂 牙硝 雄黄各三字 龙脑一字 瓜蒂二钱 滑石 赤小豆半钱 皂角一字，去皮，炙黄，取末

上为极细末，每服半钱，新汲水调下。如噤不省人事，滴水鼻中。或健者可治，为验。

灵砂丹 治破伤风，一切诸风等。

威灵仙 黑牵牛 何首乌 苍术半两 香附子六两 川乌头去尖 朱砂 没药 乳香各三钱 陈皂角四钱，炙黄，去皮

上为末，把皂角打破，用酒二升半，春夏三日，秋冬七日，取汁，打面糊为丸，如桐子大，每服五丸。如破伤风，煎鳔酒下。如牙疼赤眼，捶碎，研三五丸，鼻嗅之。

天麻散 治头顶痛，头面肿，拘急，风伤荣卫，发燥热。

川芎 细辛 苦参 地骨皮 菖蒲 何首乌 蔓荆子 薄荷叶 杜钱藜 牛蒡子 荆芥穗 蛇蜕草 威灵仙 防风 天麻一两 甘草二两，炙

上为末，每服二三钱，研，蜜水调下，茶水任，不计时。

薄荷白檀汤新补 治风壅头目眩，鼻塞烦闷，精神不爽。消风化痰，清头目。

白檀一两 荆芥穗二两 薄荷叶四两 栝蒌根二两 甘草四两，炙 白芷二两

盐四两　缩砂仁半两

上为末，每服一钱，百沸汤点，食后临卧稍热温服。

菊叶汤　治一切风，头目昏眩，呕吐，面目浮肿者。

菊花去梗　羌活　独活　旋复花　牛蒡子　甘草各等分

上为末，每服二钱，水一盏，生姜三片，同煎至七分，去滓，温服，食后。

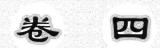

卷 四

热 门①

热 论②

黄帝曰：病热当何禁之？岐伯曰：病热少愈，食肉则复，多食则遗③，此其禁也。因热少愈，犹未尽除，不戒饮食劳动，情欲扰乱，奈脾胃气虚，未能消化坚食，故热复生。五脏者，皆热。夫热病者，伤寒之类也。人之伤于寒，则为病热。寒毒藏于肌肤，阳气不行散发，而内为怫结，故伤寒者反病为热。热虽甚不死，奈巨阳④为首。巨阳者，诸阳之属⑤也。诸阳为热以气，诸阴为寒以血。热病已愈，其有复作，谓病已衰而热有作所藏，因其谷气相薄⑥，两热相合，故有所遗，缘热也。虽邪气而不尽，遗热在，故当复作。

『注释』

①热门：原无，据明本目录补。
②热论：原作"风论"，据明本改。
③遗：指热病后期的余热稽留不退。
④巨阳：即"太阳"。
⑤属：统属。
⑥薄：同"搏"，相互搏结。

『按语』

本段阐发了《素问·热论》中关于热病饮食禁忌的论述。在疾病发展之中或初愈之时，对食物的种类应有所选择，进食的数量亦应有所限制，否则会使疾病迁延难愈，或愈而复发。《内经》中除本篇所论及的病热少愈、食肉则复、多食则遗之外，还列举了其他一些具体疾病，说明饮食禁忌的重要性。如《素问·腹中论》《素问·刺法论》等。

『原文』

五脏俱热者，皆视之①。肝热左颊先赤，心热颜②先赤，脾热鼻先赤，肺热右颊先赤，肾热颐③先赤。肝热者，小便黄，腹痛，多卧，身热，热争④则狂惊胁满，手足躁而不得安卧。心热者，不乐，数日乃热，热争则卒心痛，烦闷善呕，头痛面赤无汗。脾热者，头重颊痛，烦心颜青，欲吐身热，热争则腰痛不可仰，腹满泄，两颔⑤痛。肺热者，淅然⑥厥，起毫毛⑦，恶风寒，舌上黄，身热，热争则喘⑧咳，痛走胸背，不得太息，头痛不堪，汗出而寒。肾热者，腰痛胻⑨酸，苦渴数饮，身热，热争则项痛而强，胻寒且酸，足下热，不欲言。《经》曰：汗出脉躁盛，一死。脉不与汗相应，其病二死。狂言失志者，三死。皆是怫郁结，不能解散，以致危殆。

『注释』

①皆视之：指都能通过望诊观察。
②颜：额头，即眉上发下、两额角间部分。
③颐：下巴。
④热争：热邪与正气相争。
⑤两颔（hàn 汉）：下巴两侧。颔，下巴。
⑥淅（xī 析）然：寒貌。
⑦起毫毛：毫毛竖起。
⑧喘：原作"唾"，据明本改。
⑨胻（héng 横）：脚胫。

『按语』

作者引用《素问·刺热》的论述说明五脏热病的临床表现、发展变化和预后。

『原文』

《素问》诸热瞀①瘛②，暴瘖，冒昧躁扰，狂言骂詈，惊骇，胕肿疼酸，气逆，皆手少阳相火心胞络、三焦之气也。

夫肾水真阴本虚，心火狂阳，积热以甚，以致风热壅滞，头面昏眩，肢体麻痹，皮肤瘙痒，筋脉拘倦，胸膈痞满，时或痛闷，或鼻塞鼽衄，口舌生疮，咽喉不利，牙齿疳蚀，或遍身生疮癣疥，或睡语咬牙，惊惕虚汗，或健妄心忪③，烦躁多睡，或大小便涩滞，或烦热腹满，或酒过积毒，劳役过度。中外一切劳损，神狂气逆④，心志不宁，口苦咽干，饮食减少，变生风热诸病，虚羸困倦。或酒病瘦悴，及老弱虚人。或脾肾经虚，风热燥郁，色黑齿宣⑤，身瘦焦痿。或热中烦满，饥不饮食。或瘅或消中，善食而瘦。或消渴多虚，头面肿，小便数。或服甘辛热药过度，变成三消，上则消渴，中则消中，下则消肾，小便白膏也。

『注释』

①瞀（mào 冒）：昏蒙，昏迷。
②瘛：抽搐。
③忪（zhōng 中）：心跳；惊恐。
④逆：原脱，据文义补。
⑤宣：方言。谓质地松软或内部膨胀。

『按语』

以上详细论述了各种热证的证候表现。

『原文』

神芎丸 治一切热证，常服保养，除痰饮，消酒食，清头目，利咽膈，能令遍身结滞宣通，气利而愈①，神强体健，耐伤省病。并妇人经病，及产后血滞，腰脚重痛，小儿积热，惊风潮搐。藏用丸，亦曰显仁丸，加黄连、薄荷、川芎各半两，名曰神芎丸。

大黄　黄芩各二两　牵牛　滑石四两

上为细末，滴水为丸，如小豆大，温水下十丸至十五丸，每服加十丸，日三服，冷水下亦得。或炼蜜丸，愈佳。或久病热郁，无问瘦悴老弱，并一切证，可下者，始自十丸，每服加十丸，以利为度。如常服此药，但除肠垢积滞，不伤和气，推陈致新，得利便快，并无药燥搔扰，亦不困倦虚损，颇遂病人心意。或热甚必须急下者，便服四五十丸。未利再服，以意消息②。三五岁孩儿，丸如麻子大。

凡此一法，此药至善，常服二三十丸，以③利脏腑，但有益无损。或妇人血下恶物，加桂枝半两。病微者常服，病重者亦取利，因而结滞开通，恶物自下也。

此方除脏腑滑泄者，或重寒脉迟者，或妇人经病、产后血下不止者，及孕妇等则不宜服。除此以外，一切风热杂病，闷壅塞，神气不和，或平人保养，常服自显其功。若以效验观其药味，则非明本草造化之理者，不可得而知其然也。犹孔子赞《易》道明显，应化万仁之善，而不见其大道之功用，故曰显诸仁，藏诸用④，因以云藏用丸，亦其义也。兼以世讹之久矣，而反不喜此等妙方，不肯服之。每有久获大效，而诚恳求其方，不得已而授之。既见其方，反生疑惧，不复用焉。亦有效而志信求其方，务以广传救病，因而众议百端，拟疑妄生谤说，使致俗医皆畏之。致道不能神，但有妨病者。后之君子，但行其药，明显诸人，勿示其方，而密藏诸用耳。或以一法，加黄连、川芎、薄荷等各半两，治一切头目昏眩者，愈佳。

『注释』

①愈：原脱，据明本补。
②消息：增减。
③以：原作"不"，据明本改。
④显诸仁，藏诸用：出自《易经·系辞》上篇。谓显现道的仁德于外，潜藏道的功用于内。

『原文』

柴胡饮子 治解一切肌热①骨蒸，积热作发，寒热往来，表热里和则发寒，里热表和则发热，邪热半在表，半在里，出入进退无和，即寒热往来，阴阳相胜也。蓄热寒战，表之阳和，正气与邪热并蓄于里，脉道不行，故身冷脉绝，寒战而反烦渴也。及伤寒发汗不解，或中外诸邪热，口干烦渴，或下后热未愈，汗后劳复，或骨蒸肺痿喘嗽，妇人余疾，产后经病。

柴胡 人参 黄芩 甘草 大黄 当归 芍药各半两

上为末，每服抄三钱，水一盏，生姜三片，煎至七分，温服，日三服。病热甚者，加减之。

崔宣武柴胡饮子 加半夏、五味子、桔梗各三钱。

刘庭瑞柴胡饮子 与前分用不同，故以录之。

柴胡 甘草二两 黄芩 当归 芍药 大黄各一两 人参半两 半夏半两

上为末，劳热病五七钱，以利为度，未利更加，使病不再发也。

『 注释 』

①热：原脱，据文义补。

『 原文 』

木香万安丸 治一切风热怫郁，气血壅滞，头目昏眩，鼻塞耳鸣，筋脉拘倦，肢体焦痿，咽嗌不利，胸膈痞塞，腹胁痛闷，肠胃燥涩，淋闷不通，腰脚重痛，疝瘕急结，瘕癖坚积，肠滞胃满，久不了绝，走注疼痛，瘑风痫病，湿病腹胀水肿。

木香 拣桂 甘遂各一分 牵牛二两 大戟半两 大黄 红皮 槟榔各一两 皂角二两，要得肥好者，洗净，水三盏，煮三二沸，取出，槌碎，揉取汁，再煮成稠膏，下蜜，熬二沸，便取出 半夏 蜜各一两①

上膏，丸小豆大，每服十丸至十五丸，生姜汤下。小儿丸如麻子大。水肿、痫病、诸积，快利为度。

玉芝徐老丸 治一切风壅，消痰利膈，胸胁痞闷。美饮食，调五味。徐老，缓慢迟老。

天南星 干姜各半两 黄柏一两半 牵牛四两 半夏 白矾 大黄各一两 蛤粉二两

上为末，滴水和丸，如小豆大，每服十丸至二十丸，温水下，食后，日三服。常服顺气调血，令人徐老。或已衰，大便结者，除肠垢积物，可渐加至三五十丸。孕妇、滑泄病忌服。滑泄畏牵牛、大黄，孕妇畏南星、半夏。

消痞丸 治积湿热毒甚者，身体面目黄，心胁腹满呕吐，不能饮食，痿弱难以运动，咽嗌不利，肢体焦尪②，眩悸膈热，坐卧不宁，心火有余而妄行，上为咳血衄血，下为大小便血，肠风痔瘘，三焦壅滞，闷瘅热中消渴，传化失常，小儿疳积热。

黄连 甘葛各一两 黄芩 大黄 黄檗 栀子 薄荷 藿香 厚朴 茴香炒，各半两 木香 辣桂③各一分 青黛一两，研 牵牛二两

上为细末，滴水丸如小豆大，每服十丸，新水下，温水亦得。小儿丸如麻子大。病本湿热内甚，本自利者，去大黄、牵牛。忌发热诸物。

『 注释 』

①半夏 蜜各一两：此六字原脱，据明本补。
②尪（wāng 汪）：指胸、胫、背等处骨骼的弯曲症。

③辣桂：肉桂的别名。

『原文』

和中丸　治口燥舌干，咽嗌不利，胸胁痞满，心腹痛闷，小便赤涩，大便结滞，风气怫郁，头目昏眩，筋脉拘急，肢体疼倦，一切风壅。常服宽膈美食，消痰止逆。

牵牛—两　官桂一分　大黄　红皮①　黄芩　茴香各半两　木香一分　滑石二两
上为末，滴水丸如小豆大，每服二十丸，煎生姜汤下，温水亦得，日三服。
崔宣武和中丸　大黄一两、茴香炒，外七味同。

『注释』

①红皮：陈皮的别名。

『原文』

龙脑丸　治大小人一切蕴积热，毒气不散，及失瘄瘾疹。
龙脑　朱砂　鹏砂　牛黄各等分
上为末，熔黄蜡为丸，如米粒大，每服三五丸，以甘草、人参汤下，不计时候。

大金花丸　治中外诸热，寝汗咬牙，睡语惊悸，溺血淋闷，咳衄血，瘦弱头痛，并骨蒸肺痿、喘嗽。去大黄，加栀子，名曰栀子①金花丸，又名既济解毒丸。
黄连　黄檗　黄芩　大黄各半两
上为末，滴水丸如小豆大，每服三二十丸，新汲水下。自利去大黄，加栀子。小儿丸如麻子大，三五丸。

当归龙胆丸　治肾水阴虚，风热蕴积，时发惊悸，筋惕搐搦，神志不宁，荣卫壅滞，头目昏眩，肌肉瞤瘛，胸膈痞塞，咽嗌不利，肠胃燥涩，小便溺闷，筋脉拘奇奇犹急也，重也，肢体痿弱，暗风痫病，小儿急慢惊风。常服宣通血气，调顺阴阳，病无再作。
当归焙　龙胆草　大栀子　黄连　黄檗　黄芩各一两　大黄　芦荟　青黛各半两
木香一分　麝香半钱，别研
上为末，炼蜜和丸，如小豆大，小儿如麻子大，生姜汤下，每服二十丸。忌发热诸物。兼服防风通圣散。

软金丸 治一切热疾。常服润肌肤，耐老。诸热证皆可服。

大黄 牵牛 皂角各二两 朴硝半两

上为末，滴水和丸，如桐子大，每服三十丸，白汤下，自十丸服至三十丸。食后服。

妙香丸 治一切久远沉积，伤寒结胸，太阳厥证，燥郁攻不开者，皆可服此药。亦名大圣丸。

巴豆去②皮，不出油 腻粉 硇砂 龙脑 麝香 牛黄少许 朱砂各分 水银各一钱，锡结砂子

上为末，炼蜜和丸。又一方，用蜡丸如皂子大，用药时，急要动一丸，分作三丸，扎作眼子，冷水浸，煎大黄汤下，然后服热茶一碗，便行也。《局方》内无硇砂，加金箔。

『注释』

①嗽……栀子：此十一字原脱，据明本补。
②去：原脱，据明本补。

『按语』

妙香丸由《局方》变化而来，《局方》无水银、硇砂，有金箔。此方为温寒镇惊、豁痰宣窍之方，以寒多郁闭者为宜。煎大黄汤送服本药，取大黄苦寒，入大肠经，有消积除滞破瘀之功效，推荡积滞从大便而去，使邪有出路。

『原文』

妙功藏用丸新补 亦名显仁丸，又名神芎丸。治呕哕不食，痿弱难运，血溢血泄，淋闷不通，或泄利，三焦壅滞，传化失常，功不可述，并宜服之。

大黄 黄芩 黄连各半两 黑牵牛一两 滑石二分 荆芥穗二两 防风一分 川芎一两 木香二分 官桂三分，去皮

上为末，滴水为丸，如小豆大，每服二十丸、三十丸，生姜汤下，日三服，温水亦得。

伤寒门（上）

主 疗 说

伤寒表证当汗而不可下，里证当下而不可汗，半在表、半在里则当和解，不可发汗吐下，在上则通之，在下则泄之。伤寒无汗，表病里和，则麻黄汤汗之，或天水散之类亦佳。表不解，半入于里，半尚在表者，小柴胡汤和解之，或天水、凉膈散甚良。表里热势俱甚者，大柴胡汤微下之。更甚者，大承气汤下之。表热多，里热少者，天水一、凉膈半和解之。里热多，表热少，未可下之者，凉膈、天水一半调之。势更甚者，小承气汤下之。表证解，但有里证者①，大承气汤下之。凡此诸可下者，通宜三一承气汤下之。发汗不解，下后，前后别无异证者，通宜凉膈散调之，以退其热。两感仿此而已。伤风自汗，表病里和者，桂枝汤解肌。半在表半在里，白虎汤和解之。病在里者，大承气汤下之。

『注释』

①表证解，但有里证者：此八字原作"凡此诸可下者通宜"，据明本改。

『按语』

作者秉承仲景思想，论述了伤寒表证、伤寒里证和伤寒半表半里证的治疗原则和使用方剂。除了仲景原方以外，还补充了一些方剂，如用天水散治疗表病里和，用凉膈散和天水散相参治疗邪在半表半里，用三一承气汤治疗伤寒可下诸证。进一步丰富了伤寒病的临床应用方剂。

『原文』

一法，无问风寒暑湿，有汗无汗，内外诸邪所伤，但有可下诸证，或表里两证俱不见而日深，但目睛不了了①，睛不和者，或腹满实痛者，或烦渴，或谵妄，或狂躁喘②满者，或畜③热极而将死者，通宜大承气汤下之，或三一承气汤尤良。

伤寒，大发汗，汗出不解，反无汗，脉尚浮者，苍术白虎汤再解之。

　　或中暑，自汗大出，脉虚弱，头痛口干，倦怠烦躁，或时恶寒，或畏日气^④，无问表里，通宜白虎。或里热势甚，腹满而脉沉，可下者，宜大承气汤，或三一承气汤。伤寒表热极甚，身疼头痛不可忍，或眩或呕，里有微热，不可发汗吐下，拟以小柴胡、天水、凉膈之类和解，恐不能退其热势之甚。或大下后、再三下后，热势尚甚不能退，本气损虚而脉不能实，拟更下之，恐下脱而立死，不下亦热极而死，寒凉之药，不能退甚热势之甚者。或热湿内余，下利不止，热不退者；或因大下后，热退利不止，热不退脉弱气虚，不可更下者；或诸湿热内余，小便赤涩，大便溏泄，频并少而急痛者，必欲作利也，须宜黄连解毒汤。

　　或里热极甚，而恐阴气不能退者；或已下后，热不退者；或畜热内甚，阳厥极深，以至阳气沉细，而不能营运于身，阴欲绝而以致遍身青冷，痛甚不堪，项背拘急，目赤睛疼，昏眩恍惚，咽干或痛，躁渴虚汗，呕吐下利，腹满实痛，烦痞闷乱，喘息急声，脉虽疾数，以其畜热极探，而脉道不利，以致脉沉细而欲绝，俗未明其造化^⑤之理，而反伤热，寒极阴毒者；或始得之，阳热暴甚，而便有此证者。或两感势甚者，通宜解毒汤加大承气汤下之。热不退者，再下之。然虽古人皆云："三下热不退，即死矣。"亦有按法以下四五次，利一二十行，热方退而救活者。免致不下退其热，而必死也。下后热稍退而未愈者，黄连解毒汤调之。或微热未除者，凉膈散调之。或失下热极，以至身冷脉微，而昏冒将死者，若急下之，则残阴暴绝，阳气后竭而立死，不下亦死，当以凉膈散或者黄连解毒汤养阴退阳，畜热渐以消散，则心胸腹暖，脉渐以生，至阳脉复有力者，方可以三一承气汤微下之，或解毒汤^⑥加大承气汤尤良。或下后微热不解者，凉膈散调之。愈后但宜退热之药，忌发热诸物，阳热易为再作也。

『 注释 』

①了了：清楚。

②喘：原脱，据明本补。

③畜（xù）：积蓄；积储。

④日气：日光散发的热气。

⑤造化：自然界的创造者，亦指自然。

⑥汤："汤"字原脱，据千顷堂本补。

『按语』

以上三段论述了伤寒常用方剂，如大承气汤、三一承气汤、黄连解毒汤、凉膈散、白虎汤等的具体应用情况。对何时宜下、何时微下、何时和解、何时调之论述颇详。最后特别强调愈后注意事项，即忌"发热诸物"，因为"阳热易为再作也"。

论风热湿燥寒

诸风 风本生热，以热为本，风为标，言风者，即风热病也。

诸热 热甚而生风，或热微风甚，即兼治风热，或风微热甚，但治其热，即风自消也。

诸湿 湿本土气，火热能生土湿，故夏热则万物湿润，秋凉则湿复燥干也。湿病本不自生，因于火热怫郁，水液不能宣行，即停滞而生水湿也。凡病湿者，多自热生，而热气尚多，以为兼证，当云湿热。亦犹风热义同。虽病水寒，不得宣行，亦能为湿。虽有此异，亦以鲜矣。或跗肿①体寒而有水者，以为畜热入里极深，本非病寒也。及夫寒热吐泻，因得湿而成也。

诸燥 燥干者，金肺之本。肺藏气，以血液内损，气虚或风，则皱揭②。风能胜湿，热能耗液，皆能成燥。故《经》云：风热火兼为阳，寒湿燥同为阴。又燥湿亦异也。然燥虽属秋阴，而其性异于寒湿。燥阴盛于风热火也，故风热甚而寒湿同于燥也。然中寒吐泻，亡液而成燥者，亦以此矣。故《经》云：诸涩枯涸，干劲皱揭，皆属于燥也。

诸寒 寒者，上下所生水液，澄澈清冷，谷不化，小便清白不涩，身凉不渴，本末③不经有见阳热证，其脉迟者是也。此因饮食冷物过多，阴胜阳衰，而为中寒也。或冷热相并，而反阳气怫郁，不能宣散，怫热内作，以成热证者，不可亦言为冷，当以成证辨之。夫湿热吐泻，当见阳脉，若亡液气虚，亦能反见诸阴脉也，当以标本明之，不可妄治。或热证误服白术调中汤。温药亦能开发，阳气宣通而愈，别无加害也。

『注释』

①跗（fū 夫）肿：证名。出自《素问·气交变大论》。为水肿症状之一，指

足背肿。跗，同"趺"，即脚背。

②皴（cūn 村）揭：证名。多由风燥伤表，内郁血分以致耗伤津液，气滞血枯而成。患处皮肤干涩枯燥，甚则裂口、出血、疼痛、手足干枯不荣。相当于皲裂。皴，肌肤粗糙或受冻开裂。

③本末：指病情发展经过之始终。

『 **按语** 』

以上几段分别论述了风与热的关系、湿与热的关系、燥与热的关系、寒与热的关系，强调风、寒、湿、燥、热虽各有主病，但风、寒、燥、湿四者均与热有密切关系，四者均可化热。体现了作者火热论的学术观点。

燥邪，为六淫邪气之一。《素问·阴阳应象大论》提出"燥胜则干"的论点，这是对燥邪致病病理特点的总的概括，但在《素问·至真要大论》著名的病机十九条中，六气病机独缺燥气。河间先生在其著作《素问玄机原病式》中增列"诸涩枯涸，干劲皴揭，皆属于燥"一条，使六气病机完整无缺，对后世影响很大。此后清代喻昌著《医门法律》，进一步提出"秋伤于燥"之说，对于燥邪的认识更趋完善。

伤寒表证

夫伤寒之候，头项痛，腰脊强，身体拘急，表热恶寒，不烦躁，无自汗，或头面痛，肌热鼻干，或胸满而喘，手足指末厥，脉浮数而紧者，邪热在表，皆麻黄汤发汗之证也，或天水散之类，甚佳。

伤寒表里证

伤寒身热，为热在表。引饮或小便黄赤，热在里。身热，渴，或小便黄赤，为表里俱有热。凉，不渴，小便清白，为表里俱无热。身疼拘急，表热恶寒，而脉浮者，皆为热在表也。引饮谵妄，腹满实痛，发热，而脉沉者，皆为热在里也。胸胁痞痛，或呕而寒[①]热往来，脉在肌肉者，邪半在表半在里也。

『注释』

①寒：原作"实"，据千顷堂本改。

内 外 伤

始得病，脉便沉，而里病表和者，内伤也。脉浮而表病里和者，外伤也。病在身体头面四肢，为表病；在胸腹之内，为里病也。

『按语』

以上三段论述了伤寒表证的证候表现和治法，在仲景麻黄汤的基础上，增加了天水散作为解表剂；论述了热在表、热在里、表里俱有热、表里俱无热的证候表现；论述了表病与里病的鉴别方法。

伤 寒 论

夫风寒者，百病之始也，是四时八节①不正疫疠之气。故云：春气温和，夏气暑热，秋气清凉，冬气冰冷，乃四时之正气。冬时严寒，万类深藏，君子固密，则不伤于寒，触冒者，乃伤耳。春应暖而反寒，夏应热而反冷，秋应凉而反热，冬应寒而反温，非时而邪气，是以辛苦之人，一岁之中，病无少长。始自一日，巨阳膀胱受之。巨阳者，三阳之首，故先受之。二日阳明，胃受之。三日少阳，胆受之。未入其藏，可汗之。四日太阴，脾受之。五日少阴，肾受之。六日厥阴，肝受之。其入藏，可泄之。《经》云：其未满三日，汗之而已，其满三日，泄之而已。故圣人论汗下，大概言之。以脉分别，三四日脉沉伏，亦当下，六七日脉浮滑，亦可汗。故伤寒传足经不传手经，未详耳。且自人身十二经络，分布上下手足，各有三阴三阳，禀天地之气，天枢②之上同天之阳，天枢之下同地之阴。《至真大论》云：身半以上，其气三矣，天之分也，天气主之；身半以下，其气三矣，地之分也，地气主之。注云：当阴之分，冷病归之，当阳之分，热病归之。有八节邪气，所中于人，阳邪为病传手经，阴邪为病传足经。其邪自何而入？自风池而入，为脊骨两旁一寸五分，是十二经之俞穴。春夏应阳，秋冬应阴。《至真大论》

云：寒暑温凉盛衰之用，其在四维③。故阳之动，始于温，盛于暑，阴之动，始于凉，盛于寒。春夏秋冬，各差其分。《易》云：水流湿，火就燥。《热论》云：热病者，皆伤寒之类也。人之伤于寒，则为病热，热虽甚不死。《太阴阳明论》云：阳受风气，阴受湿气。注云：同气相求耳。又曰：伤于风者，上先受之；伤于湿者，下先受之。注云：阳气炎上，故受风，阴气润下，故受湿，盖同气相合耳。故风热火为阳，寒湿燥为阴。《刺热论》云：五脏俱有热病，肝热病左颊先赤，心热病颜先赤，脾热病鼻先赤，肺热病右颊先赤，肾热病腮先赤。《甲乙·热论》云：有手足太阴热病，有手足少阴热病，有手足厥阴热病。《热论》：其三阴三阳、五藏六府皆受病，荣卫不行，五藏不通，则死矣。未尝则传足经，不传手经。

『注释』

①八节：古代以立春、立秋、立夏、立冬、春分、夏至、秋分、冬至为八节。
②天枢：人体经穴名，在脐之两旁。
③四维：指每季的最后一个月，即三、六、九、十二月。

『按语』

作者在论述伤寒病因及其传变规律的同时，表示对伤寒只传足经不传手经的不理解。他引用了《素问·至真要大论》《素问·热论》《素问·太阴阳明论》《针灸甲乙经·热论》等有关内容作为论据，说明伤寒病的传变，并非只传足经不传手经。

对于作者的说法，后世一些医家表达了不同的看法，认为是作者的曲解。如张景岳，对伤寒传经学说之研究就很有成就。他反对"伤寒传足经不传手经"的提法，认为《内经》热病论六节之中，论伤寒传变，只言足经，不言手经；《伤寒论》中也言传足经者多。其因不外有二：一是人乃有机之整体，且足经分布较手经广，言足即手亦在乎其中；二是仲景论伤寒是详于寒而略于温，故言传足经详而言手经略。认为刘完素："创论伤寒只传足经，不传手经，诞妄欺人，莫此为甚。"以致后世有伤寒、温病之争，实是不明伤寒传经既传足亦传手之理耳。

『原文』

麻黄汤　治伤寒，头痛发热，体痛恶风，无汗喘满。又治太阳病，脉浮紧，无汗发热身疼，八九日不解，表证在此，当发其汗。其人发烦目瞑，必衄。衄者，阳气重也。

麻黄一两半，去节　桂枝一两，去皮　甘草半两，炙，剉　杏仁二十枚，汤浸，去皮尖，或湿病身烦痛小便自利者，加白术四分微汗之

上为末，每服三钱，水一盏半，煎至八分，去滓，温服，不计时候，衣覆以取汗。

桂枝汤　治伤寒，发热恶寒，干呕头痛。太阳中风，阳浮阴弱，解肌。脉浮紧，鼻鸣者。

桂枝三分，去皮　芍药三分　甘草三分

上剉如麻豆大，每服五钱，水一盏半，生姜三片、枣三个，煎至七分，不计时候。

小青龙汤　治伤寒表未罢，心下有水气，干呕，发热而咳，或渴利，小便不利，小腹满，喘。

麻黄去节，汤泡去黄汗，焙干，三钱。利者，去麻黄，加芫花弹子大。噎者，去麻黄，加附子①

上剉如麻豆大，每服五钱，水一大盏，煎至半盏，生姜、枣同煎，不计时候，温服。

『注释』

①加附子：据《伤寒论》，此下脱半夏、芍药、细辛、干姜、甘草、桂枝、五味子七味药。

『原文』

瓜蒂散　治伤寒，表证罢，邪热入里，结于胸中，烦满而饥不能食，四肢微厥，而脉乍紧者，宜以吐之。《经》云：在上吐之，在下泄之。

瓜蒂　赤小豆等分

上为末，香豉半合豆豉是也，水一盏半，煮取汁半盏，调下钱匕。不吐加服。

五苓汤五苓散是也　治伤寒中暑，大汗后，胃中干，烦躁不得眠，脉浮，小便不利，微热烦渴，及表里俱热，饮水反吐名曰水逆。或攻表不解，当汗而反下之，利不止，脉浮，表不解，自利。或一切留饮不散，水停心下。并两感中湿而昏躁，霍乱吐泻惊风。

猪苓去皮　茯苓去皮　白术各半两　桂一分，去皮　泽泻一两

上为末，每服二钱，热汤调下愈妙。加滑石二两甚佳。喘嗽烦心，不得眠者，加阿胶半两枯。夏月大暑，新水调服，立愈。

『按语』

作者治疗伤寒尊崇仲景，以上五首方剂均为仲景方，但作者遵古不泥古，使用古方颇多变化。其中有用药剂量的变化，也有药物组成的变化，如桂枝汤中把生姜、大枣由药物组成改为药引子，在原方中所占比例大大缩小。

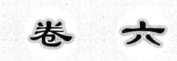

伤寒门（下）

伤 寒 方

抵当汤 治伤寒日深，表证乃甚，畜热下焦，脉微沉，不结胸，发狂者。小腹胀而硬，小便自和者，瘀血证也；小便不和，无血也。或阳明畜热内甚，而喜忘或狂，大便虽硬而反易，其色黑者，有畜血也。无表里证，但发热日深，脉虽浮者，亦可下之。或已下后，脉数，胃热消谷善饥，数日不大便，有瘀血也。

桃仁七个　大黄一分　水蛭炒　虻虫各十个，去翅足，炒

上剉如麻豆大，分作二服，水一盏，煮半盏，绞去滓，温服。未下，再服。

抵当丸 治伤寒有热，小腹满，小便不利者，为有血也，当下之，不可余药。

桃仁八个　大黄一分　水蛭炒　虻虫各七个，依前，炒

上为末，蜜和作二丸，用水一小盏，煮一丸，至六分，温服。晬时①血未下，再服。

『注释』

①晬（zuì 最）时：一整天。

『原文』

大承气汤 治表里俱热，病势更甚者。阳明脉迟，汗出，不恶寒，身重，烦躁，时或作谵语，如见鬼状。剧者发则不识人，循衣摸床，惕而不安，微喘直视，阳明里热极甚。或吐下后，不解大便五六日至十余日，日晡①潮热，心胃燥热而懊㤸，复如疟状，脉沉实。或小便不利，大便乍难乍易，喘冒不能卧。或腹满实痛，烦渴谵妄，脉实数而沉。里热燥甚，肠胃怫郁，留饮不散，胸腹高起，痛不可忍，但呕冷液，大渴，反不能饮，强饮不能止，喘急闷者。

大黄半两　芒硝半两　厚朴半两，去皮　枳实半两

上剉如麻豆大，分半，水一盏半，生姜三片，煎至六分，内音纳硝煎，去滓服。

『注释』

①晡（bū 不）：申时，即午后 3 时至 5 时。

『原文』

小承气汤　治伤寒日深，恐有燥屎，腹中转失，乃可攻之。不转失者，必初硬后溏，未可攻之，攻之则腹满不能食。饮水而哕①，其后发热，大便复硬。若腹大满不通，或阳明多汗，津液外出，肠胃躁热，大便必硬而谵语，脉滑，吐下微烦，小便数，大便结，或下利谵语，脉滑。病二三日，脉弱，无太阳证、柴胡证，烦心，心下结，至四五日，虽能食，少少与承气汤和之，令小安。

大黄半两　厚朴三钱，去皮　枳实三钱

上剉如麻豆大，分作二服，水一盏，生姜三片，煎至半盏，绞汁服。未利，再服。

『注释』

①哕（yuě 约，三声）：呕吐。

『原文』

调胃承气汤　治诸发汗和解，不恶寒，但发热蒸蒸然者。或日深，心下温温欲吐，胸中痛，大便溏，腹满，郁郁微烦，先此时吐下者。或日深，里热谵语，法当下之，以银粉、巴豆燥热大毒丸药下之，致真阴损虚，邪热转甚，因而协热下利不止。及表里热，下之太早，乘虚而入，不成结胸，但为热利不止，满硬或痛，烦渴咽干，脉滑数而实，诸腹满实痛者。烦渴谵妄，小便赤，大便硬，脉滑实紧。

大黄　芒硝　甘草各等分

上剉如麻豆大，分一半，水一大盏，煎至半盏，绞去滓，内芒硝，煎。不利，再煎服。

三一承气汤　治伤寒杂病，内外所伤，日数远近，腹满咽干，烦渴谵妄，心下按之硬痛，小便赤涩，大便结滞。或湿热内甚，而为滑泄，热甚喘咳闷乱，惊悸狂颠，目疼口疮，舌肿喉痹，痈疡，阳明胃热发斑，脉沉，可下者。小儿热极风惊，潮搐烦喘，昏塞，并斑疹黑陷，小便不通，腹满欲死①。或斑疹后热不退，久不作痂，或作斑纹、疮癣久不已者，怫热内成疹癣，坚积黄瘦，痛疾久新，卒暴心痛，风痰酒膈，肠垢积滞。久壅风热，暴伤酒食，烦心闷乱，脉数沉实。或肾水阴虚，阳热独甚，而僵仆卒中。一切暴喑不语一名失音，畜热内甚，阳厥极深，脉反沉细欲绝。或表之冲和，正气与邪热并之于里，则里热亢极，阳极似阴，反为寒战，脉微而绝。或风热燥甚，客于下焦，而大小便涩滞不通者。或产妇死胎不下，及两感表里热甚，须可下者。

大黄半两，去皮　芒硝半两　厚朴半两，去皮　枳实半两　甘草一两

上剉如麻豆大，水一盏半，生姜三片，煎至七分，内硝，煎二沸，去滓服。

『注释』

①腹满咽干……腹满欲死：此段底本文字讹误颇多，今据明本录入。

『按语』

作者认为，只要表证已解，里热已成，即可用承气汤类下；表未解，里热甚，亦可用承气汤类下。并开拓性地创立了三一承气汤，通治大、小、调胃承气汤证。本方是由大承气汤加甘草而成，合大承气汤、小承气汤、调胃承气汤药物为一体，既可攻下里热，使里气通和，热邪得去，又不过分伤正气。

『原文』

十枣汤　治太阳中风，下利呕逆短气，不恶寒热，热汗出，发作有时，头痛，心下痞硬，引下痛。兼下水肿腹胀，并酒食积胀，垢积滞，痃癖坚积，畜热暴痛，疟气久不已。或表之正气与邪热并甚于里，热极似阴，反寒战。表气入里，阳厥极深，脉微而绝。并风热燥甚，结于下焦，大小便不通，实热腰痛。及小儿热结，乳癖积热作发，惊风潮搐，斑疹热毒，不能了绝者。

大戟　芫花慢火炒变色。仲景乡俗异语云炒作熬。下凡言熬者，皆干炒也　甘遂各等分

上为末，水一大盏，枣十枚切开，煮取汁半盏，调半钱已。实人每一钱。

茵陈汤　治阳明里热极甚，烦渴热郁，留饮不散，以致湿热相搏，而身发黄疸，但头汗出，身无汗，小便不利，渴引水浆，身必发黄宜茵陈汤调下桂苓散①。黄，利大小便。

茵陈蒿一名茵陈，一两，去茎　大黄半两　大栀子七个，色深坚实好者，稍小者，用十个

上剉如麻豆大，水二盏半，慢火煮至一盏，绞汁，温服，以利为度，甚者，

再作。当下如烂鱼肚及脓血胶膘②等物，及小便多出金色，如皂荚汁。或见证将发黄，此一剂分作四服，调五苓散三钱。凡治发黄者，无越此法妙。

『注释』

①桂苓散：明本、千顷堂本均作"五苓散"。
②膘（biāo 标）：用同"鳔"。

『原文』

桂苓甘露散一名桂苓白术散。一方甘草一两半　治伤寒中暑，冒风饮食，中外一切所伤，传受湿热内甚，头痛口干，吐泻烦渴不利，间小便赤涩，大便急痛，湿热霍乱吐下，腹满痛闷，及小儿吐泻惊风。

茯苓一两，去皮　甘草二两，炙　白术半两　泽泻一两　桂半两，去皮　石膏二两　寒水石二两　滑石四两　猪苓半两

上为末，每服三钱，温汤调下，新水亦得，生姜汤尤良。小儿每服一钱，同上法。此药下神金丸，止泻利，无不验也。并解内外诸邪所伤湿热。又一方，却不用猪苓，或日三服，不计时候。

『按语』

此方为五苓散与六一散合剂，用五苓散化气利水，白术健脾化湿，石膏、寒水石及六一散清暑利湿，湿热既去，犹如新秋甘露降而暑气消散。作者善用肉桂反佐，方中肉桂防诸药寒凉太过，又助气化而利水，一药双效。

『原文』

栀子檗皮汤　治头微汗，小便利而微发黄者。湿热相搏，微者宜服。
黄檗半两　甘草一分　大栀子十五个
上剉如麻豆大，水三盏，煎至一盏，绞汁，分次作一日温服之。
栀子汤　治懊憹烦心，反伤不得眠，燥热怫郁于内，而气不宣通，胸满痛，头微汗虚烦。
大栀子七个，剉碎　豆豉半合。俗言盐豉。少气者，加甘草一分。呕者，误以丸药下之者，加生姜半两，或用温汤濯①手足，使心胸结热宣通而已。

上剉如麻豆大，或先以水二盏煮栀子，至一盏半，内豉，煮至半盏，绞汁，温服。凡加者，皆用栀子先煮。或吐止后服。凡用栀子汤，皆非吐人之药。以其燥热郁结之甚，而药顿攻之，不能开通，则发热而又吐。发开郁结，则气通，津液宣行而已，故不须再服也。

『注释』

①濯（zhuó 浊）：洗涤。

『原文』

大陷胸汤　治汗下之后，不大便五六日，舌干而渴，日晡潮热，从心至小腹胀满而痛不可近，脉当沉紧滑数。或但胸结，则无大段热，头微汗出，脉沉涩者，水结也。

大黄三钱　芒硝三钱　甘遂末三字

上剉如麻豆大，分作二服，每服水一盏，煎大黄至六分，内硝，一二沸，绞汁，调甘遂一字匕半，温服。未快利，再服。势恶不能利，以意加服。

小陷胸汤　治小结胸，心下按之痛，脉浮而滑，无大段热，表未罢，不可下之，下之即死。小结胸，宜服。

半夏四钱，汤洗，全用，不剉　生姜二钱，切　黄连二钱，剉　栝蒌实大者，半两，唯剉其壳，子则不剉，若剉其中子者，非也

上以水三盏，煮栝蒌汁一盏半，内药，至一盏，绞汁，两次温服。以效。

大陷胸丸　治发热而下之太早，热入因作结胸者，项亦强，如柔痓状，下之则和也。

大黄半两　芒硝一分　杏仁十二个，去皮尖、双仁，草灰炒变色　葶苈三钱，微炒

上大黄为末，下葶苈杵、罗，研杏仁、硝如泥，和弹子大，每服一丸，入甘遂末三字、白蜜半匙，水一盏，煮至半盏，温服。当一宿许乃下。未利，再服。

栀子厚朴汤　治伤寒下后，心烦腹满，坐卧不安者。

大栀子七个　枳实二钱　厚朴半两，去皮，炙

上剉如麻豆大，以水一盏半煮，绞汁半盏，温服。

槟榔散　治伤寒阴痛，下之太早成痞，心下痞满而不痛，按之软虚也。

槟榔　枳壳等分

上为末，每服三钱，煎黄连汤调下，不计时候，温服。

大黄黄连泻心汤　治伤寒成病痞不已，心腹亦实热烦满，或谵妄而脉沉，无他证者。大黄　黄连　黄芩各一分。又一法，加生姜一分，甚良

上剉如麻豆大，水二盏，煎至一盏，绞汁，分三次温服。

黄连解毒汤　治伤寒杂病躁热毒，烦闷干呕，口燥，吟呻喘满，阳厥极深，畜热内甚，俗妄传为阴毒者。及汗下吐后，寒凉诸药不能退热势。两感证同法。

黄连去须　黄檗　黄芩　大栀子各半两

上剉如麻豆大，每服秤半两，水一茶盏，煎至四分，绞去滓，温服。或腹满呕吐，或欲作利者，每服加半夏三个生，全用、厚朴二钱剉、茯苓二钱去皮，剉，用水一盏半，生姜三片，煎至半盏，绞汁，温服，名半夏黄连解毒汤。

『 按语 』

作者善于运用黄连解毒汤清热解毒，用苦寒直折之法，直清里热火邪，这是作者治疗里热证的一大特色。

『 原文 』

白虎汤加减白虎汤随证用　治伤风自汗，桂枝证，表未解，半斑于里；中暑自汗，脉虚弱；伤寒自汗，脉滑数而实，表里俱热，三阳合病，腹满身重，口燥面垢，谵语发黄，厥逆自汗。和解两感，解头痛，止自汗，杂病时疫，未泻发斑，兼豆疱疮疹伏热。

知母一两半　甘草一两，炙　粳米一合　石膏四两，为末

上剉如麻豆大，抄五钱，水一盏，煎至六分，去滓，温服，无时候，日三四服。或眩咳呕者，加半夏半两、红皮半两，每服生姜三片，煎服。伤寒发汗不解，脉浮者，加苍术半两，名①苍术白虎汤。汗吐下后，烦渴口干，脉洪大，加人参半两，名人参白虎汤。

贾同知已效方　石膏四两、知母一两、甘草一两。

刘庭瑞已效方　知母一两半、石膏四两、粳米一合。

崔宣武已效方　知母一两、石膏三两、甘草一两半。

上为末，每服三钱，水一盏，入粳米二十五粒，煎至六分。未曾下，胃热发斑，兼痘疱如液，虚瘦，加人参半两、白术半两；头疼，加川芎、荆芥各三钱；咳嗽，加半夏三钱、桔梗一两；恍惚，加人参三钱、茯苓半两。

『 注释 』

①加苍术半两，名：此六字原脱，据千顷堂本补。

『原文』

凉膈散一名连翘饮子，亦有加减法　治伤寒表不解，半入于里，下证未全；下后燥热怫结于内，烦心懊憹，不得眠，藏府积热，烦渴头昏，唇焦咽燥，喉闭目赤，烦渴，口舌生疮，咳唾稠粘，谵语狂妄，肠胃燥涩，便溺闷结，风热壅滞，疮癣发斑，惊风热极，黑陷将死。

连翘一两　山栀子半两　大黄半两　薄荷叶半两　黄芩半两　甘草一两半　朴硝一分

上为末，每服二钱，水一盏，蜜少许，同煎至七分，去滓，温服。虚实加减：咽喉痛，涎嗽，加桔梗一两、荆芥穗半两。嗽而呕者，加半夏半两，每服生姜三片同煎。血衄呕血，加当归半两、芍药半两、生地黄一两。淋者，加滑石四两、茯苓一两去皮。风眩，加芎半两、石膏三两、防风半两。酒毒，加葛根一两、荆芥穗半两、赤芍药半两、芎半两、防风半两、桔梗半两。三岁儿可服七八钱。或无热甚，黑陷，腹满喘急，小便赤涩，而将死者，此一服更加大防风汤。约以下之，得和者立效。凡言加者，皆自本方加也。以意加减。退表里热，加益元散，效速。

『按语』

作者用本方治疗伤寒表不解，半入于里，下证未全；或热证后期、大下后、苦寒直折后，热势尚不能退，呈现热甚伤阴之势。使用本方清热养阴退热，体现了作者谨守热盛伤阴这一病机而治之的思想原则，对热病危证重证的病机认识和治疗开辟了新的治疗原则。

『原文』

人参石膏汤　治伤寒咳嗽不已，心烦，及风热头痛，精神不利，昏愦，宜服。

人参一钱　石膏三两　芎半两　半夏二钱，去滑　白术半两　茯苓半两　甘草一两，炙　大栀子三钱　知母一两半　芩三钱

上为末，每服一钱，水一盏，生姜三片，煎至六分，去滓，温服。

崔宣武人参石膏汤　治伤寒头痛，心烦闷，风热，并汗后余热，自汗多。清头目，定喘嗽。

人参二钱半　石膏一两　芎一两　黄芩二钱　茯苓三钱　甘草半两　防风三钱

上为细末，每服五钱，水一盏半，煎至六分，去滓，温服，不计时候。

双解散　治风寒暑湿，饥饱劳役，内外诸邪所伤，无问自汗、汗后杂病，但

觉不快，便可通解得愈。小儿生疮疹，使利出快，亦能气通宣而愈。

　　益元散七两　防风通圣散七两

　　上二药一处相和，名为双解散。益元散方在痢门，通圣散方在风门。各七两，搅匀，每服三钱，水一盏半，入葱白五寸、盐豉五十粒、生姜三片，煎至一盏，温服。

　　白术散　治伤寒杂病，一切吐①泻、烦渴、霍乱、虚损气弱，保养衰老，及治酒积呕哕。

　　白术　茯苓去皮　人参各半两　甘草一两半，炙　木香一分　藿香半两　葛根一两

　　上为末，白汤调下二钱。烦渴者，加滑石二两。甚者，加姜汁，续续饮之。

『注释』

①吐：此字原脱，据千顷堂本补。

『按语』

　　白术散出自宋代钱乙《小儿药证直诀》，作者使用的药味相同，药量不同。白术补脾胃而消痰水，为治霍乱吐下不止之首选之药，与参、苓、草共用以甘温益气、健脾养胃；藿香芳香化浊而善助脾胃正气，葛根升发脾胃清阳之气，木香理气醒脾以使补而不滞。诸药合用，以补脾益气、胜湿辟秽，使清阳之气升，浊阴之气降。

『原文』

　　四逆汤　治伤寒表热未入里，误以寒药下之太早，表热不已，入里，寒下利不止。因表热里寒自利，急以温里，利止。又治少阴病，脉沉，下利厥逆，烦渴呕吐。

　　甘草一钱，炙　干姜一分　附子半个，生，去皮脐。附子以半两者佳，小者力弱，大者性恶，非古方之宜也。不但以美其大者，要知古人之有则也

　　上剉如麻豆大，水二盏，煎至一盏，绞汁，温服。或畜热深极，而手足厥冷者，不宜此方，当以下之。

　　茯苓半夏汤　治伤寒杂病，一切呕吐，或喘咳、疼痛、痞满、头痛者。

　　茯苓一分，去皮　半夏一钱　生姜一分，取汁

　　一方　治风痰，加黄芩一分去腐、甘草一分、红皮一分去瓤。

　　上剉如麻豆大，水一盏，煎至四分，空心，下生姜汁，温服，不计时候。

卷　七

积 聚 门①

积 聚 论

《素问》曰：积聚、留饮、痞隔、中满湿积、霍乱吐下、癥瘕坚硬、腹满，皆太阴湿土，乃脾胃之气积聚之根也。积者，不散。聚者，不化。留者，不行。饮者，停滞。痞者，不通。隔者，阻也。中满者，湿为积。霍乱吐下，为留停。癥者，徵也。瘕，假也。斯疾乃五藏六腑阴阳变化兴衰之制也。亢则害，承乃制，极则反矣。

谓水得燥则消散，而得湿则不消，乃为积饮也。谓人形精神，与荣卫血气津液，出入流通。谓夫腠理闭密，乃为痞也。谓肠胃隔绝，传化失常，而乃滞也。土主形体，腹满于中央，乃曰中满。以传化失度，故甚则霍乱吐泻也。癥者，腹中主硬，按之应手。然水体柔顺，而今乃坚硬如此者，亢则害，承乃制也。瘕者，中虽硬而忽聚忽散无其常，故其病未及癥也。《经》曰：血不流而滞，故血内凝，而乃瘕也。

小肠移热于大肠，乃为虑瘕。大肠移热于小肠，谓血②热相搏，则血溢而为伏瘕。血涩不利，月事沉滞而不行，故行为虑瘕。为虑与伏同，瘕与疝同，为传写误也。世传冷病，然瘕病亦有热。或阳气郁结，怫热壅滞，而坚硬不消者，世传为寒癥瘕也。或坚痞腹满急痛，寒主筋缩，故急主痛。寒极血凝泣，而反兼土化制之，故坚痞之腹满，或热郁于内，而腹满坚结，痛不可忍者，皆可为寒？误矣！误矣！

『注释』

①积聚门：原无，据明本目录补。
②血：明本作"两"。

『按语』

以上主要论述了积聚、留饮、痞隔、中满湿积、霍乱吐下、癥瘕等证的病机，特别纠正了世人对瘕病的片面认识，指出虽然"世传冷病，然瘕病亦有热"。

"亢则害，承乃制"出自《素问·六微旨大论》。阴阳五行之间某一方面过于亢盛，则将使整体失去平衡稳定的正常状态，这就是"亢则害"；当某一方过亢而为害时，其下承之气应该发挥制约作用，使其归复于平而不再继续过亢为害，这就是"承乃制"。在河间先生的学术思想中，广泛运用和发展了"亢则害，承乃制"这一辨证观点，并推广到病机分析中，揭示了疾病病机本与标之间的内在联系。

『 原文 』

何不以脉证辨之？凡诸疾病，皆有阴阳寒热，宜推详之。五藏六腑，四季皆有积聚。心之积，名曰伏梁，在于脐上，大如臂，上至于心，横于心下^①，如屋梁，故曰伏梁。肝之积，名曰贲音奔气，在左胁下，覆如杯，有头足。久不愈，令人痎疟。脾之积，名曰痞气，在胃脘，覆大如杯。久不愈，令人四肢不收，发黄疸，食不为肤肌。肺之积，名曰息贲^②，结在右胁下，覆大如杯。久不愈，令人洒淅^③寒热，喘咳，发为肺痈。肾之积，名曰贲音奔豚，在于小腹，上至心下，如豚贲走，往来无定。久不愈，令人喘逆，发为骨痿，少气乏力。此为五藏之积也。尝究斯义，未可悉也。

传其所胜者，死；传不胜者，可治。假令肺病传肝，肝病传脾，脾病传肾，肾病传心，心病传肺，皆传所胜。五藏之气虚，而内外诸邪所侵，故留稽^④不行，遂成积聚，其脉沉细而微者是也。

『 注释 』

①下：原作"上"，据明本改。
②息贲：因肺气郁结于下，而致喘息上贲气急，故名息贲。
③洒淅：寒颤貌。
④稽：留止。

『 按语 』

详细论述了五脏之积的各种症状、传变、预后。指出积聚的病因是先有五脏之气虚，复为诸邪所侵，邪气留滞不去，而成积聚。

『 原文 』

木香三棱丸 治一切气闷，胸膈痞满，荣卫不和，口吐酸水，呕逆恶心，饮食不化，肋胁疼痛，无问久新。

青木香 破故纸 茴香 黑牵牛 甘遂 芫花 大戟 荆三棱 蓬莪术 川楝子 胡芦巴 巴戟以上各一两 巴豆去皮，不出油，二分 陈米三合，将巴豆一处，同炒黑缩砂仁一两半

上件一十五味，用好醋二升，除缩砂、木香，余药入醋中浸一宿，入锅煮，尽为度，干，为细末，醋、面糊和丸，如绿豆大，每服五七丸，食后。加减看虚实，随汤水下。

导气枳壳丸 治气结不散，心胸痞痛，逆气上攻。分气逐风，功不可述。

枳壳去穰，麸炒 木通剉，炒 青皮去白 陈皮去白 桑白皮剉，炒 萝卜子微炒白牵牛炒 黑牵牛炒 莪术煨 茴香炒 荆三棱煨，各等分

上为末，生姜汁打面糊为丸，如桐子大，每服二十丸，煎橘皮汤下，不计时候。

透膈宽肠散 治肠上壅实，膈热难行者。

白牵牛一两 芒硝三两 川大黄二两 甘遂半两

上为细末，食后温蜜水调下一钱。虚实加减。疏动止。

密补固真丹 治脾肾真元损虚，泄痢痰嗽，哕痞水谷酸臭，饮食无味，脐腹冷痛，肢体麻痹，下虚痰厥，上实壅滞，肾虚耳鸣，脾虚困惫，耳焦齿槁，面黧身悴，目①黄口燥。发堕爪退，风虚偏枯，中满膈气，一切脾胃虚证。常服补养，宣通气血。

天南星半两 半夏制 神曲 麦蘖 茴香炒 荆三棱炮，各一两 白附子 干生姜 川乌头生，各一两 巴豆七个 牵牛三两 代赭石二两 官桂一分

上为末，水和丸，小豆大，每服十丸，加至五十丸，温水下。除泄泻外，并加大黄一两。

『 注释 』

①目：原作"唇"，据明本改。

『 按语 』

作者善将少量肉桂伍于群药之中，借肉桂辛热之性，通行气血，鼓舞诸药，

加强治疗效果。密补固真丹治疗上有积聚、下有虚损的上实下虚证，方中肉桂助附子等热药壮阳气以散寒邪止痛，并以其辛热之性"辛则善散，热则通行"，宣导诸药。方中肉桂仅用一分，更显其用之精当。后世医家在此基础上继承并发展了肉桂能宣导百药的观点，如清代严洁等著《得配本草》中指出"入阳药，即汗散；入血药，即温行；入泄药，即渗利；入气药，即透表"。

『原文』

木香丸 治和脾胃，宽胃①膈，消痰逆，止呕吐，进益美饮食。

官桂 干姜各半两 木香一分 大黄 蓬莪术 芫花醋拌湿，炒干 枳壳去瓤 陈皮各半两 半夏二两 牵牛半斤，取末四两 茴香一两，炒 巴豆四个

上为末，滴水为丸，如小豆大，每服二三十丸，温水下。

『注释』

①宽胃：二字原脱，据明本补。

『原文』

散金丸① 治心胸腰腹急痛，或淋閟，并产后经病，血刺痛。

当归半两 破故纸 黑牵牛各五钱，别研用 轻粉 硇砂 粉霜各一分 蓬莪术二钱，炒

上同研匀，枣同为膏，蜜丸梧子大，新水下一丸。病甚者加，得利后复。

『注释』

①散金丸：明本作"软金丸"，药物组成有干漆、红花、三棱，无破故纸、黑牵牛、蓬莪术。

『原文』

泥金丸 治心腹急痛，取久效，能消积滞，推陈致新。

黄檗 大黄 巴豆 五灵脂各半两 猪牙皂角一分 轻粉 铅霜 硇砂各一分

上研匀，炼蜜拌得所，杵千下，丸绿豆大，新水下一丸。未利，更加服。

状元丸 治膈气，酒膈酒积，涎嗽腹痛，吐逆痞满。

巴豆五十个，取霜　神曲半两，末　半夏一两，洗　雄黄　白面一两，炒

上研匀，酒水丸，小豆大，细米糠炒变赤色，食后，温水下，童子二丸，三四岁一丸，岁半半丸。止嗽，温齑汁下。止呕吐，生姜汤下。

玄胡丸　治积聚癥瘕，解中外诸邪所伤。

玄胡索　青皮去白　陈皮去白　当归　木香　雄黄别研　荆三棱　生姜各一两

上为末，酒、面糊为丸，如小豆大，每服五七丸，生姜汤下。

又一方，无陈皮、生姜，有广术一两、槟榔分两同。

大延胡索散　治妇人经病，产后腹痛，腹满喘闷，癥瘕癖块，及一切心腹暴痛。

延胡索　当归　芍药　荆三棱　川苦楝　蓬莪术　官桂　厚朴　木香　川芎各一分　桔梗　黄芩　大黄各半两　甘草一两　槟榔二钱

上为粗末，每服三钱，水一盏，煎至六分，去滓，热服，食前。如恶物过多，去大黄、官桂，加黄药子、染槐子、龙骨各半两，如前法煎服。平人心急痛，加本方，得利尤良，后常服。

三棱汤　治癥瘕疝癖，积聚不散，坚满痞膈，食不下，腹胀。

荆三棱二两　白术一两　蓬莪术半两　当归半两，焙　槟榔　木香三钱

上为末，每服三钱，沸汤点服，食后，每日三服。

消饮丸　治一切积聚疝癖气块，及大小结胸，痛不能仰按。

天南星　半夏　芫花　自然铜等分，生用

上为末，醋煮面糊为丸，如桐子大，每服五七丸，食前，温水下。良久，葱粥投之。相虚实加减。

除湿丹　治诸湿客搏，腰膝重痛，足胫浮肿，筋脉紧急，津液凝涩，便溺不利，赤癜疹，疽痛发背，疥癣走注，脚气无首尾，疮疖。功效不可尽述。

槟榔　甘遂　威灵仙　赤芍药　泽泻　葶苈以上各二两　乳香　没药一两，别研黑牵牛半两　大戟二两，炒　陈皮四两，去白

上为末，面糊为丸，如桐子大，每服五十丸至七八十丸，温水下，后食。如服药，前后忌酒一日，药后忌湿面，食温粥补暖。

保安丸　治癥积，心腹内结如拳，渐上不止，抢心疼痛，及绕脐腹痛不可忍者。

川大黄三两，新水浸一宿，蒸熟，切片子，焙　干姜一两，炮　大附子半两，去皮脐　鳖甲一两半

上为末，取三年米醋一大升，先煎四五合①，然后和药，丸如桐子大，每服十丸至二十丸，空心服，或酒、米饮下。后取积如鱼肠脓血烂肉汁青水②，当下。

『**注释**』

①合（gě革）：容量单位，即一升的十分之一。
②水：明本作"泥"。

『**按语**』

癥积病位在肝脾，保安丸取米醋一升煎诸药，因醋味酸温，能领诸药入肝脾二经，且有加强止痛的作用。

『**原文**』

开结妙功丸　治怫热内盛，痃癖坚积，肠腹癥瘕，结聚疼痛胀闷，作发有时，三焦壅滞，二肠滑泄，逆气烦心不得眠，咳喘哕逆不能食，或风湿内攻，肢体麻痹肿胀，黄瘦，眼涩昏暗，一切所伤，心腹暴痛，神思烦郁，偏正头疼，筋脉拘挛，肢体麻痹，走注疼酸，两目昏眩，中风偏枯，邪气上逆，上实下虚，脚膝疲软，不通气血。

荆三棱炮　茴香各一两，炒　川乌头四两　神曲　麦芽　大黄各一两，好醋半升，熬成稠膏。不破坚积，不须熬膏，水丸　干姜　巴豆二个，破坚积，用四个　半夏半两　桂二钱　牵牛二钱

上为末，膏丸小豆大，生姜汤下十丸、十五丸，温水、冷水亦得。或心胃间稍觉药力暖性，却减丸①数，以加至快利三五行。以意消息，病去为度。

『**注释**』

①减丸：原作"凉尤"，据明本改。

『**原文**』

木香分气丸　治积滞癖块不消，心腹痞结，疼痛抢刺，如覆杯状。
陈皮去白　槟榔各一两　破故纸二两　木香一两半　黑牵牛十二两，炒香熟，取末五两半，余不用
上为末，滴水为丸，如桐子大，每服二三十丸，生姜汤下，食后临卧服。
开胃生姜丸　治中焦不和，胃口气寒，水谷不化，噫气不通，噎塞痞满，口

淡吞酸，食时膨胀，哕逆恶心，呕吐痰水，宿食不消，中满，膈气刺痛。宽中开胃，导饮食。

桂心一两　生姜一斤，切作片子，盐三两，腌一日，再焙干　青皮去白①　陈皮去白　甘草炙，各二两　缩砂仁四十九个　广术②　当归各半两

右为末，炼蜜为丸，如弹子大，每服一丸，食前，细嚼，沸汤化下。

『注释』

①生姜……去白：此二十一字原脱，据明本补。
②广术：出自《本草求真》。为蓬莪术之别名。

『原文』

导滞定功丸　治一切心腹卒暴疼痛，及胸中不利。消食，止逆，定疼痛。
大椒　木香各一钱　蝎梢三钱　巴豆八个，出油为度
上为末，后入巴豆霜，研匀，醋、面糊和丸，如绿豆大，朱砂为衣，每服五丸至十丸，淡醋汤下。

积气丹　治一切新久沉积气块，面黄黑瘦，诸气无力，癥瘕积聚，口吐酸水。
槟榔二个　芫花一两　硇砂二钱　巴豆二钱半，生　青皮去白　陈皮各三钱　蓬莪术　鸡爪黄连①　荆三棱　章柳②根　牛膝各一两　肉豆蔻三个　大戟　川大黄　甘遂　白牵牛　干姜　青礞石　干漆各半两　木香二钱　石菖蒲三钱

右为末，醋、面糊和为丸，如桐子大，每服一丸，临卧烧枣汤下，每夜一丸或二丸，候肚内作声，病退为度。

『注释』

①鸡爪黄连：正名为"酸模"。
②章柳："商陆"的别名。

『原文』

金露紫菀丸　治一切脾积，两肋虚胀，脐疼痛。
草乌头去尖，炒　黄连半两　官桂　桔梗　干地黄　干生姜　川椒　芫荑　紫菀去皮　柴胡　防风　厚朴　甘草　人参　川芎　鳖甲酒浸　贝母　枳壳去穰　甘遂各一两　巴豆三两，醋煮半日，出油　入硇砂①

上为末，水煮面糊为丸，如桐子大，每服五丸，空心临卧米饮汤下，或微疏
动。详虚实加减。

『注释』

①硇砂：明本"硇砂"下有"三钱"二字。

『原文』

信香十方青金膏 灌顶法王子所传。十二上愿云：药师琉璃光如来，应当供
养，正偏知明，行足善游世间，解无上士调御丈夫，天人师。

佛世尊方境授，治周身中外，阴阳不调，气血壅滞，变生百病，乃至虚羸，
困倦偏攻，酒食内伤，心腹满塞急痛，或酒积食积，癥瘕积聚，痃癖坚积，中满
膈气，食臭酸醋，呕吐翻胃；或膈瘅消中，善食而瘦。或消渴多饮，而数色角切，
频也小便。或肠风下血，痔瘘痒痛。或胃痈疹，或遍身痈疽恶疮。或疮毒已入于
里，腹满呕吐。或成泻痢，或出恶疮瘜肉，或下痢腹痛。或一切风气，肢体疼痛，
及中风偏枯。或痰逆生风，痰涎嗽。兼产后腹痛，及小儿疳积，诸风潮搐。但平
人常服补养，宣行荣卫，调饮食。

信砒　乳香　轻粉　粉霜　巴豆以上各一两，同研　龙脑半字　麝香半字　青黛二
钱，同研　黄蜡三钱

上研细末，熔蜡，入蜜半钱，就搓匀，旋丸绿豆至小豆大，先服小丸。病在
上食后，在下食前，在中不计时候。面东顶礼，一丸，净器盛水送下。如合药，
即净处，面东，每一丸密念咒三遍。或病人不能咒，请人咒。或师氏咒过。咒曰：

信香十方青金膏，药师圆成蜜遍抛，

普济有缘除百病，仰吞一粒体坚牢。

密咒曰：

但言八金刚，莫说十方佛，

五蕴六根俱不道，十二上愿自然成。

金黄丸 治酒积、食积，诸积面黄疸，积硬块。

荆三棱　香附子半两　泽泻二钱半　巴豆四十九粒，出油　黍米粉　牵牛二钱半

上为末，用栀子煎汤和丸，如绿豆大，每服三丸至五丸。如心痛，艾醋汤下
七丸。

逆气丸 治心胸满闷，胁肋刺痛，不思饮食。常服宽膈，进美饮食。

姜黄四两　香附子四两　缩砂　甘草　广术各二两　丁皮①　甘松②　木香　荆

三棱各一两　白檀半两　藿香叶半两

上为末，入绿豆粉二两，用汤浸，蒸饼为丸，如桐子大，每服三二十丸，细嚼，白汤下，食后，日进三服。

『注释』

①丁皮：即"丁香树皮"。
②甘松：正名为"缬草"。

『原文』

丁香散　治痃癖气，胁下痞满，息①而不消，积而不散。元气在胃，不妨饮食者。

好丁香二十五个　白丁香七十个　密陀僧　舶上硫黄　黄莺调各五分

上为细末，每服一字，皂子煎汤调下，不计时候。治肚内生硬物，黑瘦如柴，呕吐积滞，日三服，食后。

『注释』

①息：通"瘜"，赘肉。此作动词。

『原文』

圣饼子　治一切沉积气胀，两胁气满，无问新久者。

大黄三两　黑牵牛头末一两　硇砂三钱　山栀子半两　轻粉二钱

上为末，炼蜜和丸，捻作饼子，如小钱大厚样，食后，每服三饼子，细嚼，温酒下。临卧。如行，粥补之。虚实加减。

无忧散一名万病散　治风疾，疮肿疥癣，或脏腑积冷，壅滞气结，风劳，膀胱宿冷，脏腑虚衰，面色萎黄，内有癥癖气，并当有疳虫蛔虫攻心腹，俱痛，忽中伤寒，头痛不忍，状若山岚时气，瘟疫之疾，并宜急服此药，宜通三五行，立瘥。或中风口喝，语多謇涩，睡后口中涎出，不限时节，不问男子女人，但五日一服，不过三服，永瘥。人患腰膝疼痛，脚气肿满，运动艰难，饮食无味，并小儿疳痢脱肛者，量大小与服，利三五行，自瘥。大人久泄、气痢，状若休息痢，止有时，俱一服，取下冷脓一二升，当日见效。药无四时冷热、老幼衰弱，病患悉皆除之。任服他药无妨。若服常时，盖缘搜出脏腑中积滞虫脓故也。无孕妇人，久患血虚气弱，痿黄无力者，亦可依方服。宣通气候，殊不困倦，无妨此药。凡有百病，并皆治之，其功不可具载。有孕妇人，或遇阴晦时，即不可服，天道晴明可进。虽若复疾，而未愈者，再可服。

黄芪　木通　桑白皮　陈皮各一两　胡椒　白术　木香各半两　白牵牛四两，炒，别取头末

上七味，为细末，每服二钱，牵牛末二钱，生姜二钱，切作片子，煎生姜汤一大盏，调药须臾，又用生姜汤或温汤送下。平明①可行三五次，快利无妨。如病瘥后，以白粥补之，痊矣。

『注释』

①平明：犹黎明，天刚亮的时候。

『原文』

五积丹　治心腹痞满，呕吐不止，破积聚者。

皂荚一铤①，一尺二寸，火烧留性，净盆合之，四面土壅合，勿令出烟　巴豆十二个，白面一两五钱同炒，令黄色为度

上为末，醋、面糊为丸，绿豆大，每服十丸，盐汤下，食后。加减。

『注释』

①铤（dìng 定）：量词，常用于计块状物。

『按语』

本方用盐汤送服，取其咸专入肾经且可软坚散结，能使诸药协同发挥疗效。

巻　八

水 湿 门

夫诸湿者，湿为土气，火热能生土湿也。故夏热则万物湿润，秋凉则湿物燥干也。湿病本不自生，因生于大热怫郁，水液不能宣通，即停滞而生水湿也。凡病湿者，多自热生，而热气尚多，以为兼证，云湿热，亦犹风热义同。虽病水寒，不得宣行，亦能为湿，虽有此异，亦以鲜矣。或跗肿①体寒而有水者，以畜热入里极深，本非病寒也。

『注释』

①跗（fū 敷）肿：证名。指足背肿。出自《素问·气交变大论》。为水肿症状之一。跗，同"趺"，即足背。

『按语』

本段阐述了"病湿者，多自热生"的观点。作者认为热是导致水湿病的主要原因，虽然也有因寒导致的水湿，但为数极少。

『原文』

三花神祐丸　治中满腹胀，喘嗽淋閟，一切水湿肿满，湿热肠垢沉积，变生疾病。久病不已，黄瘦困倦，气血壅滞，不得宣通。或风热燥郁，肢体麻痹，走注疼痛，风痰涎嗽，头目旋运。疟疾不已，癥瘕积聚，坚满痞闷，酒积食积，一切痰饮呕逆。及妇人经病不快，带下淋沥，无问赤白。并男子妇人伤寒湿热，腹满实痛，久新瘦弱。俗不能别辨，或泛常只为转动之药。兼泻久新腰痛，并一切下痢，及小儿惊疳积热，乳癖满，并宜服之。

甘遂　大戟　芫花醋拌湿，炒，各半两　牵牛二两　大黄一两，为细末　轻粉一钱

上为末，滴水为丸，如小豆大，初服五丸，每服加五丸，温水下，每日三服。加至快利，利后却常服，病去为度。设病愈后，老弱虚人平人，常服保养，宣通气血，消进酒食。病癖闷极甚者，便多服，则顿攻不开，转加痛闷，则初服两丸，

每服加两丸，至快利为度，以意消息。小儿丸如麻子大，随强弱增损，三四岁者，三五丸，依前法。

崔宣武神祐丸　加黄柏一两，牵牛四两，大黄二两，轻粉二钱，甘遂、大戟、芫花各一分，依前法。

刘庭瑞神祐丸　用此药治水气，常得效。贾同知称之不已，乃神仙奇绝之药也。

『按语』

此方为逐水峻剂。三花之名，不知所出。方后附载有崔宣武神祐丸、刘庭瑞神祐丸，出入不大，说明在金元时期，此方影响较大。作者立意于火热怫郁而水湿内生的学术观点，论病在主火，论药在主攻，治疗水湿，不用温化，而用寒泻。此法适合形气俱实之人，至于内外两虚当斟酌对待。至于利后仍服、平人常服，恐偏矫太过，读者以意取之。

『原文』

葶苈木香散　治湿热内外甚，水肿腹胀，小便赤涩，大便滑泄。

葶苈　茯苓去皮　猪苓去皮　白术各一分　木香半钱　泽泻　木通　甘草各半两　辣桂一分　滑石三两

上为末，每服三钱，白汤调下，食前。此药下水湿，消肿胀，止泄泻，利小便。若小便不得通利，而反转泄者，此乃湿热痞闷极热，而攻之不开，是能反为注泄。此正气已衰，而多难救也。慎不可攻之，而无益耳。

白术木香散　治喘嗽肿满，欲变成水病者。不能卧，不敢食，小便闷者。

白术　木猪苓去皮　赤茯苓　甘草　泽泻各半两　木香　槟榔三钱　陈皮二两，去白　官桂二钱　滑石三两

上为末，每服五钱，水一盏，生姜三片，同煎至六分，食后，去滓，温服。

『按语』

白术木香散为用五苓散去桂枝加肉桂以加强温阳化气，利水渗湿；滑石利湿通淋；槟榔行气逐水；生姜温阳化水；木香、陈皮理气燥湿，诸药共用以利水祛湿。

『 原文 』

大橘皮汤 治湿热内甚，心腹胀满，水肿，小便不利，大便滑泄。

橘皮一两，去白　木香一分　滑石六两　槟榔三钱　茯苓一两，去皮　木猪苓去皮　泽泻　白术　官桂各半两　甘草二钱

上为末，每服五钱，水一盏，生姜五片，煎至六分，去滓，温服。大小便秘，先服十枣汤，二三日后，再服此药。

葶苈膏 治水肿腹胀。

牛黄　麝香　龙脑各一分　昆布　海藻上同，三十分，洗　牵牛　桂心各八分　椒目三分　葶苈六分，炒

上为末，别捣葶苈，熬成膏，丸如桐子大，每服十丸，日再服。稍利小便为度。详虚实加减。

茯苓散 治诸般气肿①等疾。

芫花醋拌，炒　泽泻　郁李仁　甜葶苈　汉防己各二钱半　陈皮去白　白槟榔②瞿麦各半两　藁本二钱半　滑石三分　大戟炒，三分

上为细末，每服一钱，取桑白皮，浓煎汤，空心调下。取下碧绿水，如烂羊脂，即瘥。如未尽，隔日又服。肿消如故，不用服。忌盐百日。

『 注释 』

①气肿：病证名。水肿以气滞为主者。《丹溪心法·水肿》："气肿者，皮厚，四肢瘦削，腹胁胀膨。"多因气滞湿郁水凝所致。治宜理气化湿，消肿除满。
②白槟榔：槟榔的异名。

『 原文 』

调胃散 治胸膈痞闷，不思饮食，胁肋硬痛，消腹胀。

半夏制　甘草炙　厚朴去皮　陈皮去白　藿香各等分

上为末，每服一钱，生姜三片、枣二枚，水一盏，同煎，温服，食前。

『 按语 』

本方为开胃健脾药，取大枣、生姜为药引以缓和半夏、厚朴、陈皮之性，可助脾气，适合消化不良，不思饮食或儿童胃肠不和。本方药性平和，病后、产后

体弱的患者均可服用。

『原文』

二气散 治水气，蛊，胀满。

白牵牛 黑牵牛各二钱

上为末，用大麦面四两，同一处，为烧饼，临卧，用茶汤一盏下。降气为验。

雄黄神金散

雄黄 葶苈一两，用糯米和，炒半熟，米不用 泽泻二两 椒目半两 大戟 巴戟去心 茯苓去黑皮 芫花醋五升，浸一日，炒 甘遂 桑白皮以上各一两

上为末，从发时加减一分，空心，用井花水①调下，每服一钱，加至五钱，以利为度。忌盐、醋、生冷、毒物、油腻、血物。

从脚肿，根在心，加葶苈；从肚肿，根在腹，加椒目；从阴肿，根在胸，加泽泻；从膝肿，根在肝，加芫花；从面肿，根在肺，加桑白；从心肿，根在肋，加雄黄；从肢肿，根在脾，加甘遂；从口肿，根在小肠，加巴戟；从腰肿，根在肾，加大戟；从四肢肿，根在胃，加茯苓。

『注释』

①井花水：又称井华水，为清晨所汲第一桶水。

『原文』

万胜散 治十种水气，不可愈者。

海带 海藻 海蛤 芫花醋浸，炒 甘遂 大戟 甜葶苈 樟柳根 续随子 巴戟各等分，去心

上为末，每服三钱至五钱，温酒调下，临卧。间日再服。

牵牛丸 治一切湿热肿满等疾。

黑牵牛 黄芩 大黄 大椒 滑石各等分

上为细末，酒煮面糊和丸，如桐子大，每服五丸至七丸，生姜汤下，食后。虚实加减。

栀子檗皮汤 治头微汗，小便利而微发黄者，湿热相搏，微者宜服。

大栀子十五个 黄檗半两 甘草一分

上剉如麻豆大，水三盏，煮至一盏，绞汁，分三次，作一日服，温吃，不计时候。

大戟丸 治十种水气，肿胀喘满，热寒咳嗽，心胸痞闷，背项拘急，膀胱紧肿于小腹，小便不通，反转大便溏泄，不能坐卧。

大戟 芫花醋炒 甘遂 海带 海藻 郁李仁 续随子各半两 樟柳根一两

以上八味为末，每料抄药末十五钱七分，便入后药：

硇砂 轻粉各一钱 粉霜一钱 水银砂子一皂子大 龙脑半钱 巴豆二十一个，生用，去皮

上八味已下，同研匀，用枣肉为丸，如绿豆大，每服五丸至七丸，龙脑、腊茶①送下，食后临卧。虚实加减。

『 **注释** 』

①腊茶：即陈年茶叶，以其经冬过腊故名。

『 **按语** 』

大戟丸方中用甘遂、大戟、芫花逐水，又用续随子、樟柳根，攻逐不遗余力，并用含碘之海带、海藻，含汞之轻粉、粉霜、水银砂子，及郁李仁之滑泻、硇砂之坠降、龙脑之窜透、巴豆之猛泻，无不各选其极。而大量的泄泻、坠降，纯属里攻，故此方乃疗里水峻剂。制方思路特殊，在水气门中亦属首创。

『 **原文** 』

粉霜丸 治病水鼓满不食，四肢浮肿，大小便闷，不进饮食。

粉霜 硇砂 海蛤 寒水石烧,粉 玄精石 白丁香 头白面各一钱 轻粉三钱 海金砂一钱

上研匀，著纸裹数重，上使面裹，又纸裹，冷酒蘸了，桑柴火烧，面熟为度，宿饳饼①和丸，如桐子大，每服三丸，生姜汤下，一日三服，二日加一丸，至六日不加，即止。以补之妙。

『 **注释** 』

①饳（zhēng）饼：一种年糕。

『 **原文** 』

苦葶苈丸 治一切水湿气，通身肿满，不可当者。

人参一两 苦葶苈四两，于锅内纸上，炒黄色为度

上二味同为细末，用枣肉和丸，如桐子大，每服十五丸，煎桑白皮汤下，日进三服，空心食前。此药恐君子不信，试验之。

肉豆蔻丸 治水湿，胀如鼓，不食者，病可下。

肉豆蔻 槟榔 轻粉各一分 黑牵牛一两半，取头末

上为末，面糊为丸，如绿豆大，每服十丸至二十丸，煎连翘汤下，食后，日三服。

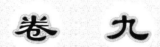

卷　九

痰 饮 门

痰 饮 论

夫嗽者，五脏皆有。嗽皆因内伤脾胃，外感风邪。皮毛属肺，风寒随玄府而入，腠理开张，内外相合，先传肺而入，遂成咳嗽，乃肺热也。寒化热，热则生痰，喘满也。《经》云：喉中介介①如梗状，甚则嗽血也。胸满气喘，痰盛稠黏，皆肺气热也。

『注释』

①介介：象声词。喉中介介如梗状，指咽喉好像有东西梗塞一样。

『按语』

本段是对《素问·咳论》的阐发，论述咳嗽喘满、痰盛稠黏皆属肺热。

『原文』

大人参半夏丸 治化痰坠涎，止嗽定喘、诸痰，不可尽述。呕吐痰逆，痰厥头痛，风气偏正头疼，风壅头目昏眩，耳鸣鼻塞，咽膈不利，心腹痞满，筋脉拘倦，肢体麻痹疼痛，中风偏枯，咳唾稠黏，肺痿劳。虚人保养，宣通气血，调和脏腑，进饮食。

人参 茯苓去皮 天南星 薄荷叶各半两 半夏 干生姜 白矾生 寒水石各一两 蛤粉一两 藿香叶一分

上为末，面糊为丸，如小豆大，生姜汤下二三十丸，食后，温水亦得。一法，加黄连半两、黄檗二两，水丸，取效愈妙。治酒病，调和藏，尤宜服之。

新添半夏瓜蒌丸 治远近痰嗽，烦喘不止者。

半夏生姜制 瓜蒌 杏仁去皮尖 麻黄 白矾枯秤 款冬花各等分

上为末，生姜汁打面糊为丸，如桐子大，每服二十丸，煎生姜汤下，不计时候。

白术厚朴汤 治痰呕不散，利胸膈，除寒热，美饮食。

白术 甘草炙 葛根各一两 厚朴半两

上件为末，每服一二钱，水一大盏，生姜五片，煎至六分，去滓，食前服显仁丸、仙术苎散、大人参半夏丸。

『 按语 』

白术厚朴汤主以白术健脾运湿以断痰源，辅以甘草调补中气，葛根斡旋脾胃之气，厚朴善消痰下气，生姜豁痰利窍并主呕吐共为佐使。诸药合用利胸膈、除寒热、美饮食，痰呕自散。

『 原文 』

橘皮半夏汤 治痰壅涎嗽久不已者。常服养液润燥，解肌热，止咳嗽。

橘皮半两，去白 半夏二钱半，汤洗七次

上为末，分作二服，每服水一盏半，入生姜十片，同煎至七分，去滓，温服。

知母茯苓汤 治肺痿喘咳不已，往来寒热，自汗。

茯苓去皮 甘草各一两 知母 五味子 人参 薄荷 半夏洗七次 柴胡 白术 款冬花 桔梗 麦门冬 黄芩半两 川芎三钱 阿胶三钱，炒

上为末，每服三钱，水一盏半，生姜十片，同煎至七分，去滓，稍热服。

人参润肺汤 治肺气不足，喘急咳嗽不已，并伤寒头疼，憎①寒壮热，四肢疼痛。

人参 桔梗 白芷 麻黄去节 干葛 白术 甘草各一两，炙 白姜半两

上为末，每服二钱，水一大盏，生姜三片、葱白二寸，煎至八分。如出汗，连进二服，通口温服。

『 注释 』

①憎：原作"增"，据文义改。

『 原文 』

杏仁半夏汤 治肺痿，涎喘不定，咳嗽不已，及甚者往来寒暑。

杏仁去皮 桔梗 陈皮去白 茯苓去皮 汉防己 白矾 桑白皮各三钱 薄荷

叶一钱　甘草二寸　猪牙皂角一锭

上为末，作二服，水二盏，生姜三片，煎至六分，去滓，食后，温服。

防己丸　治肺不足，喘嗽久不已者。调顺气血，消化痰涎。

防己二钱　杏仁三钱　木香二钱

上为末，炼蜜为丸，如小豆大，每服二十丸，煎桑白皮汤下。如大便闷，加葶苈一两，食后服。

葶苈散　治肺气喘满痰嗽，眠卧不安，不思饮食。

苦葶苈　蛤粉各三钱　桑白皮　山栀子　人参　荆芥穗　薄荷叶　赤茯苓去皮　陈皮　桔梗　杏仁　甘草各半两

上为末，每服三钱，水一大盏，入生姜三片，煎至六分，去滓，温服，食后。

保安半夏丸　治久新诸嗽，或上逆涎喘，短气痰鸣，咽干烦渴，大小便涩滞，肺痿劳劣，心腹痞满急痛，中满膈气，上实下虚，酒食积聚不消。补养气血，宣行荣卫。

半夏　天南星各半两　牵牛一两　大黄半两　黄檗一两半　蛤粉一两　巴豆四个

上为末，水为丸，如小豆大，每服十丸、十五丸，温水下，食后，日三服。孕妇不可服。又方，无巴豆，有干姜一钱半。

人参保肺汤　治五劳七伤，喘气不接，涎痰稠黏，骨蒸潮热。

人参　柴胡　当归　芍药　桑白皮　知母　白术　川芎　黄芪　紫菀　荆芥　地骨皮各一分　茯苓去皮　黄芩　连翘　大黄　薄荷各半两，山栀子同　甘草　桔梗各一两　石膏　滑石　寒水石半两

上为末，每服三钱，水一盏，生姜三片，煎至七分，去滓，温服。泄者，去大黄，同人参半夏丸服。

神应丹　治涎嗽喘满上攻，心腹卒痛，及利下血，兼妇人带下病，一切肋胁痛满。

薄荷叶　甘草四钱　巴豆灯烧存性　盆硝①各二钱　轻粉二钱　豆豉一两，慢火炒　五灵脂二钱

上为末，炼蜜为丸，如桐子大，每服一丸，温齑汁下，续后空咽津②三五次，禁饮食。少时觉咽喉微暖，效。心腹急痛，温酒下二丸。未效，再服，得利尤良。带下，以温酒下二丸，或大便流利，再服。

『注释』

①盆硝："芒硝"的别名。

②津：唾液。

『原文』

人参散 治身热头痛，积热黄瘦，肌热恶寒，畜热发战，膈热呕吐烦渴，湿热泻利，或目赤口疮，咽喉肿痛，或风昏眩，虚汗肺痿，劳嗽不已者。

石膏 甘草各一两 滑石四两 寒水石二两 人参半两

上为末，每服二钱，温水调下，早晚食后。兼服栀子金花丸，一名既济解毒丸。

宁神散 治一切痰嗽不已者。诸药无效，世传极验。

御米囊一斤，生，醋炒 乌梅四两

上为末，每服二三钱，沸汤点常服，食后，日三服。

贾同知方 御米壳一两炒、乌梅肉半两，依前法服之。

康少伊传，煎乌梅汤尤妙。

桂苓白术丸 治消痰逆，止咳嗽，散痞满壅塞，开坚结痛闷，推进饮食，调和脏。无问寒湿湿热，呕吐泻痢，皆能开发，以令遍身流湿润燥，气液宣平而愈。解酒毒，疗肺痿劳嗽，水肿腹胀。泄泻不能止者，服之利止为度，随证调之。

拣桂 干生姜各一分 茯苓去皮 半夏一两 白术 红皮去白 泽泻各半两

上为末，面糊为丸，如小豆大，生姜汤下二三十丸，日三服。病在膈上食后，在下食前，在中不计时候。或一法更加黄连半两、黄檗二两，水丸，取效愈妙。

润肺散 治小儿膈热，咳嗽痰喘甚者，久不瘥者。

瓜蒌实一枚，去子用穰

上为末，以寒食面①和为饼子，炙黄，为末，每服一钱，温水化乳糖下，日三服，效乃止。

『注释』

①寒食面：《本草纲目》记载："面，气味甘、温，有微毒。""面性虽热，而寒食日以纸袋盛悬风处，数十年亦不坏，则热性皆去而无毒矣。入药尤良。"此即寒食面。寒食日，又称寒食节，是中国农历清明节前、中、后这三天。古人这三天不生火做饭，所以叫寒食。

『 **按语** 』

因瓜蒌性寒，微甘微苦，用乳糖作药引，以矫其味。

『 **原文** 』

又方 治寒嗽。

麻黄四两　官桂一两　蜡二钱

上为末，以蜡同煎，每服一二钱，温服。

宁肺散 治一切寒热痰盛，久新咳嗽不止者。

御米壳四两　木瓜三两，御米壳一处，用蜜二两，水化，同炒微黄　五味子一两　人参一两　皂角二两

上为末，每服二钱，乌梅同煎，临卧食服，大效。

鳖甲丸 治吐血咳嗽，神效。

鳖甲一个，九肋者，醋炙黄　柴胡一两，酒浸一宿　杏仁一两，童子小便浸，炒　甘遂一两，炙　人参半两

上为末，炼蜜为丸，如桐子大，每服十丸至十五丸，煎生姜汤下。

又方：用厚朴一两生姜制。

石膏散 治热嗽喘甚者。

石膏一两　甘草半两，炙

上为末，每服三钱，新汲水下，又生姜汁、蜜调下。

人参半夏丸 治一切痰饮，喘嗽不已。

白矾　天南星　半夏各半两　甘草二钱半，炙　人参二钱　赤小豆四十九粒　杏仁四十九粒　猪牙皂角一锭

上为末，用多年小米一升，熬粥和丸，如桐子大，每服十五丸，炒萝卜子汤临卧下。

仙人肢丸 治远年劳嗽，不问寒热，痰涎喘满。先服松花膏下过。多服此药，无不效。

人参　沙参　玄参　紫团参①　丹参　白术　牡蛎　知母　甘草各二两　蛤蚧一对，头尾全用，河水净洗，文武火②酥炙黄色

上为末，用麻黄十五斤去根、枸杞子三斤，熬成膏，丸如弹子大，磁③合子④内盛，临卧煎生姜自然汁化下一丸。小儿量数加减。

『 注释 』

①紫团参："党参"的别名。
②文武火：用于烧煮的文火和武火。文火，火力小而弱。武火，火力大而猛。
③磁：通"瓷"。
④合子：即盒子，盛物之器。

『 按语 』

　　方中人参、白术、紫团参补脾益气，蛤蚧则补肺气、益精血、定喘止嗽，枸杞子润而滋补、专于补肾润肺益气，丹参通调血滞、温养气机，沙参、玄参清热养阴而不腻滞犹适宜肺痿劳嗽而有浓痰者，牡蛎化痰软坚并散内结之热，知母清肺消痰止嗽，生姜汁开痰而治喘咳，麻黄则止咳逆上气。诸药合用，补益脾肺而不滞腻以培本，寒温并用除痰止嗽以治标。

『 原文 』

　　松花膏　治三二十年劳嗽，预九月间，宣利一切痰涎肺积，喘嗽不利。
　　防风　干生姜　野菊花　芫花　枸杞子　甘草　苍术　黄精
　　上为末，取黄精根熬成膏子，和药末，丸如弹子大，每服细嚼一丸，冷水化下，临卧，不吃夜饭，服药一粒。
　　辰砂半夏丸　治小儿肺壅痰实，咳嗽喘急，胸膈痞满，心①忪烦闷，涎痰不利，呀呷②有声。
　　半夏半两，洗　葶苈水研成膏　杏仁各半两，炒，研成膏　朱砂　五灵脂各一两，微炒
　　上为末，更研匀，生姜汁煮面糊为丸，如桐子大，每服十五丸，生姜汤下。

『 注释 』

①心：原作"公"，据文义改。
②呀呷：吞吐开合貌。

『 原文 』

　　大百劳散　治一切劳疾肌劣①，喘息不卧，痰涎不食。

蛤蚧一对,蜜炙　元州鳖甲一个,去裙,醋炙　附子一两　人参　柴胡　川干姜　白茯苓去皮　白术　茴香　青皮去白　杏仁去皮尖　知母　贝母　陈皮去白　官桂　甘草炙　半夏生姜制　苍术汤浸,各一两　苏木　龙胆草各半两

上为末,每服二钱,水一盏,用生姜三片、枣二枚、乌梅二枚同煎,空心稍热服。有汗,加小麦二十粒。不用铁煎。

『 注释 』

①劣：弱。

『 原文 』

小百劳散　治劳,喘嗽不已,自汗者。
御米壳不拘多少,炒
上为末,每服二钱,入乌梅同煎,水一盏,温服,食后。有汗,加小麦三十粒同煎,温服。

五味子汤　治胸膈痞满,心腹刺痛,短气噎闷,咳嗽痰唾,呕逆恶心,不思饮食。温中益气。
五味子九两　良姜一两半　红皮去白　茴香炒,各一两　干姜两半　甘草七两,炙　盐一斤,炒
上为末,每服一钱,百沸汤点,空心食前。甚者,日进三服。

安神散　治远年近日喘嗽不已。
御米壳蜜炒,一两　人参　陈皮去白　甘草一两,炙
上为末,每服一钱,煎乌梅汤调下,临卧服。

劳　门

白术黄芪散　治五心烦，自汗，四肢痿劣，饮食减少，肌瘦昏昧。

白术　黄芪　当归　黄芩去皮　芍药各半两　石膏　甘草各二两　茯苓　寒水石各一两　官桂一分　人参　川芎各三分

上为末，每服三钱，水一盏，煎至六分，去滓，温服，食前，一日三服。

人参白术汤方　在消渴门，第一方是也。此乃为同，不复录耳。

黄连丸　治湿热流连，气血不通，壅滞不散。清爽头目。

黄连好者，不拘多少

上为末，酒、面糊为丸，如小豆大，每服二十丸，温水下，不计时候，日三服。

必效散　治五劳七伤，劳役肌瘦，不思饮食，喘嗽不已。

川乌头一两，生　天南星半两，生

上为末，每服二钱，萝卜八块，如拇指大，以水煮熟，去滓，食后服，嚼。

当归地黄汤　治嗽血衄血，大小便血，或妇人经候不调，月水过多，喘嗽者。

当归　芍药　川芎　白术　染槐子　黄药子各半两　生地黄　甘草　茯苓去皮　黄芩　白龙骨各一两

上为末，每服三钱，水一盏，煎至七分，去滓，温服，食前。

紫菀散　治劳，体热心寒，脉滑短，咳嗽，妇人多有此疾。口干眼涩，骨痿短气。皆因肠胃燥滞，荣卫不能开发，玄府闭塞，热郁内余。可以开发阴阳，宣通涩滞，和荣卫，顺三焦。兼服人参白术汤。

紫菀　桑白皮　桔梗　续断　甘草　五味子各一两　赤小豆一合

上为末，水一大盏，药末五钱、青竹茹弹子大，同煎至七分，温服，去滓。

枳实饮子[①]　治妇人手足烦热，夜卧多汗，肌肉黄瘁[②]，经候不调，四肢烦倦，心腹满闷，状似劳气。

枳壳一两　吴半夏一两，汤洗七次，生姜汁浸三日，火炒黄色，用半夏　红芍药　柴胡各一两　黄芩一两半

上为末，每服二钱，水一盏，生姜三片、枣二枚，同煎至八分，去滓，温服。及治五心烦热，及身体壮热潮热，续服桃仁煎丸。又治月经不调，阻滞不通。

桃仁二两，汤洗，火炒　川大黄　川朴硝各二两　虻虫一两，去翅头足

上为末，用醋五升，入金银铛^③内，以慢火熬成膏，可丸如桐子大，当日晚不食夜饭，温酒下一丸，不嚼破。午际取下赤小豆汁，似鸡肝、小虾蟆衣。未，再服。候鲜红，即住服。

『注释』

①枳实饮子：《博济方》作"枳壳饮子"。
②瘁：憔悴；枯槁。
③铛：古代的锅，有耳有足。

『原文』

卢同散　治男子妇人一切咳嗽喘急。
款冬花　井泉石　鹅管石　钟乳石　官桂　甘草　白矾　佛耳草各等分
上为末，每服一钱，竹筒子吸吃，日三服。立效。

『按语』

该方之剂型较特殊，以诸药为末吸吃，可较快发挥治疗作用，值得临床应用借鉴。

『原文』

焚香透膈散　治一切劳，咳嗽壅滞，胸膈痞满。
雄黄　佛耳草　鹅管石　款冬花各等分
上为末，每服用药一钱，安在香炉子上，焚著，以开口吸烟在喉中，立效。
罂粟神圣散　治男子妇人久新日夜咳嗽不止者。
御米壳一两，用蜜炒　乌梅肉　拣人参　诃子肉　葶苈　桑白皮各半两
上为细末，每服二三钱，百沸汤泼，临卧调下。
新添三黄丸　治五劳七伤，流湿润燥，消渴烦热甚者。
大黄　黄芩　黄连各等分
上为末，炼蜜为丸，如桐子大，每服二三十丸，加至五十丸，生姜汤下，不计时候，日三服。妙！
当归木香汤　治妇人血气虚劳，令人头目昏眩，谵语声沉重，舌根强硬，言语謇涩，口苦，不思饮食，白日闲睡，夜发虚汗，神思恍惚，梦寐狂言，面色痿黄，频发喘咳，遍身疼痛，骨节气走注，四肢沉重，背胛拘急，发寒热，五心烦

躁，唇干多渴，胸膈不利，喉咽噎塞，尪羸瘦弱，《经》曰脉大为劳，宜服此药。

青皮　五加皮　海桐皮　桑白皮　陈皮　地骨皮　丁香皮　牡丹皮　棕榈皮 以上诸药，全烧为灰，末用十大钱秤　当归一两　木香　红芍药半两

上为细末，每服一钱，水一盏，入小油二点，钱一文同煎至七分，温服。如妇人血脏脐下冷痛似刀搅，遍身肿满，室女①经脉不通，用斑蝥一两、大黄一两炒剉，二味为末，用黄狗胆汁，以温酒调下一钱。如脐下痛止，心间痰未止，不服二味。

『 注释 』

①室女：未出嫁的女子。

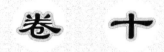

燥　门

消　渴　论[①]

　　燥干者，今肺之本燥，金受热化，以成燥涩也。兼火热，致金衰耗液而损血。郁而成燥者，由风能胜湿，热能耗液。故《经》云：风热火同阳也，寒湿燥同阴也。又燥湿，小异也。金燥虽属秋阴，而其性异于寒湿，而反同于风热火也。又加大便干涩，乃大肠受热，化成燥涩，《经》云诸涩枯渴。又如瘫痪中风，皆因火热耗损血液，玄府闭塞，不能浸润，金受火郁，不能发声《经》云肺主声。肢痛软戾者，风热湿相致，而遂以偏枯，语音涩，手足不随也。然中寒吐泻，亡液而成燥，亦以鲜矣。亦有寒湿相郁，荣卫不能开发贯注，多成偏枯。《经》曰：诸涩枯涸，干劲皴揭，属于燥也。又如胃膈瘅热烦满，饥不欲食，或瘅成消中，善食而瘦，或燥热郁甚，而成消渴，多饮而数小便，或因热病，或恣酒欲，误服热药，以致脾胃真阴阳损虚，肝心衰弱也。狂阳心[②]火，燥其三焦，肠胃燥热怫郁，而水液不能宣行也，周身不得润泽，故瘦悴黄黑也。而燥热消渴，日夜狂饮，亦其水液不能浸润于肠胃之外，汤不能止渴，徒注为小便多出，俗未明，妄为下焦虚冷，误人多矣。又如周身热燥郁，故变为雀目或内障，痈疽疮疡，上为咳嗽喘，下为痔痢，或停积而湿热内甚，不能传化者，变为水肿湿胀也。世传消渴病及消瘦弱，或小便有脂液者，为肾消也。此为三消病也。消渴、消中、消肾，《经》意但皆热之所致也。

『注释』

①消渴论：篇名原脱，据明本补。
②心：原脱，据明本补。

『按语』

　　作者在消渴的论治方面颇有创建，他继承并发展了前人的成果，首次明确使用"三焦"一词归纳消渴病证，讨论消渴病机，创造性地提出全新的燥热怫郁之说，分辨消渴病位，确定消渴治法，提出寒凉养肾法，确立了较完善的三焦分证辨治消渴的理法，对后世产生了深远的影响。本段体现了作者在此方面的观点，强调消渴"皆热之所致"。

『原文』

人参白术汤 治胃膈瘅热烦满，饥不欲食，瘅成为消中，善食而瘦，燥热郁甚，而成消渴，多饮而数小便。兼疗一切阳实阴虚，风热燥郁，头目昏眩，中风[①]偏枯，酒过积毒。一切肠胃燥涩，倦闷壅塞，疮疥痿痹。并伤寒杂病，产后烦渴，气液不得宣通。

人参 白术 当归 芍药 大黄 山栀子 荆芥穗 薄荷 桔梗 知母 泽泻各半两 茯苓去皮 连翘 瓜蒌根 干葛各一两 甘草二两 藿香叶 青木香 官桂各一分 石膏四两 寒水石二两 滑石半斤

上为细末，每服抄五钱，水一茶盏，入盆硝半两、生姜三片，煎至半盏，绞汁，入蜜少许，温服。渐加至十余钱，得脏腑流利，取效。如常服，以意加减。兼服消痞丸散，以散肠胃结滞。湿热内甚自利者，去了大黄、芒硝。

『注释』

①中风：二字原倒，据文义乙转。

『原文』

绛雪散 治消渴，饮水无度，小便数者。大有神效。
黄芩 黄丹 汉防己 栝蒌实各等分
上为细末，每服二钱，汤浆水调下，临卧时并进三二服，即止。

『按语』

本方辛寒苦寒，清肺润燥以止渴。

『原文』

人参散 治消肾，善饮而食后数小便溺者。
人参三钱 白术 泽泻 瓜蒌 桔梗 栀子 连翘各半两 葛根 黄芩 大黄

薄荷 白茯苓各一两 甘草一两半 石膏二两 滑石 寒水石各三两

上为末，入缩砂仁三钱，每服五钱，水一盏，煎至七分，入蜜少许，再煎三二沸，去滓，食前。食后服消痞丸。

『 按语 』

下消症见善饮而食后数小便溺，饮一溲二者，用此方。

『 原文 』

大黄甘草饮子 治男子妇人一切消渴，不能止者。

大豆五升，先煮三沸，出淘苦水，再煮 大黄一两半 甘草大粗者四两，长四指，打碎

上三味，用井水一桶，将前药同煮三五时，如稠糨①水少，候大豆软，盛大盆中，放②冷，令病人食豆，渴食豆汤，无时停止，脏腑自然清润，如渴尚不止，再服前药，不三五日自愈。

『 注释 』

①糨：糨糊。
②放：原作"故"，据文义改。

『 按语 』

本方用大豆、大黄、甘草治疗消渴，用药比较特殊，有进一步临床研究的价值。

痢　门

总　论

夫痢者，五脏蕴毒结而不散，或生冷物，或冒寒暑失饥，不能开发，又伤冷热等食，更或服暖药过，郁化成利。自古人三口^①白利为寒，赤利乃热，其三口误也。今人疮疖初发，刺开乃血，多日成脓，何为先热而后寒也。

叔和云：湿多成五泄，肠走若雷奔。愚医不悟，三口黄者乃热，青利是寒。《太素》曰：五泄有溏泄、鹜泄、飧泄、濡泄、滑泄也，此乃五泄。五泄者，青是感肝木之象，其色青；赤者，受心火之气，其色赤；白者，得西方金肺之气，色白；黄者，脾土之色；苍者，土气之下与水随之，其色苍也。三口苍曰寒，黄赤热。其三口非也。若下利热极，频并窘痛，或久不愈，诸药不能止者，须下之，以开除湿热痞闭积滞。而使气液宣行者，宜以逐之，兼宣利积热也。

『注释』

①三口：诸本同，疑有讹误。下同。

『按语』

论述痢疾的病因，指出"其病二三日，白痢为寒，赤痢乃热"的说法是不正确的。作者认为黄赤者乃热，青利者是寒。并特别强调，若下利热极，或病久不愈，诸药不能止，必须用下法，以宣利积热。

『原文』

益元散　治身热吐痢，泄泻肠澼，下痢赤白，癃闭淋痛。利小便，偏主石淋。乃服金石热药多，待为砂石，从小便淋出者也。肠胃中积聚寒热，宣积气，通九窍六府，生津液，去留结，消畜水，止渴宽中，除烦热心躁，腹胀痛闷。补益五藏，大养脾肾之气，此肾水之藏，非为主之府也。理内伤阴痿，安魂定魄，补五劳七伤，一切虚损。主痫痓惊悸其季切，惊动貌。健忘，止烦满短气，藏伤咳嗽，饮食不下，肌肉疼痛，并口疮，牙齿疳蚀。明耳目，壮筋骨，通经脉，和血气，消水谷，保元真。解百药酒食邪毒，耐劳役饥渴，宣热，辟中外诸邪所伤。久服强志轻身，注颜延寿，及解中暑伤寒疫疠，饥饱劳损，忧愁思虑，恚怒惊恐，传染并汗后遗热、劳复诸疾。并解两感伤寒，能令遍身结滞宣通，气和而愈。及妇人下乳催生，产后损益血衰，阴虚热甚，一切热证，兼吹奶乳痈。此神验之仙药也。唯孕妇不宜服，滑胎也。

桂府腻白滑石六两　甘草一两，炙

上为末，每服三钱，蜜少许，温水调下，无蜜亦得。日三服。欲冷饮者，新汲水调下。解利伤寒发汗，煎葱豉汤①调下四钱。每服水一盏，葱白五寸②，豉五十粒，煮取汁一盏调服。并三服，效为度。此药是寒凉解散郁热，若病③甚不解，多服此药无害，但有益而无损。俗恶性寒，兼易④得之贱物，而不明《素问》造化之理，故不能体会神验之言，而多不用焉。若以随证用之，知此方之仙药也，不可阙之。伤寒邪热太甚，照用分量而不可减省，往往投以此药，则汗出自愈，里热便得宣通而愈。若半在里、半在表，可和解而不可发汗。吐下者，顿服少许多愈，亦获小效，是解散怫郁。邪热甚者，小加减凉膈散和解为主，故男妇皆可服之，不⑤加苍术末二分，同葱、豉煎汤调服甚良。或孕妇不宜服滑石、麻黄、桂枝要发汗，当即用甘草一两、苍术二两，同为末，每服二钱，水一盏半，更加入葱白五寸、豆豉五十枚，同煎至六分，去滓，温服，并三服，取微汗为度，逼毒散非孕妇可服。太白散加入麻黄二两去节，如法煎服，世云神白散。或逼毒散与加麻黄、苍术各等分，去节，秤，《济众》云青龙散。或青龙散欲更加入滑石与苍术二倍，最为发汗之妙药也。惟正可汗者，即用此服之，则转加利也，名为大通毒散。或解利两感同，更兼煎凉膈散调下益元散四钱。或下乳，用猪肉面羹、或酒之类调下四钱，不计时候，日三服，宜食肉面羹粥。催产，用温油浆调下三钱，并二三服，以产为度。或死胎不下者，煎三一承气汤一服，调下五钱，须臾，更频用温油浆调服。前后俱下胎，可活产母也。凡难产，或死胎不下，皆由风热燥涩，紧敛结滞，不能舒缓，是故产户不得自然开也，其药力至，则热结顿开而产矣，慎不可温补，而反生燥热也。俗未知产后日夜损血，疼痛怖惧，以致神狂气乱，则阴气损虚，邪热太甚，而为诸证。由不明《素问》造化，故不识证候阴阳，反以妄为产后诸虚百损，便为虚冷，而无热也，误以热药温补。或见渴甚者，不令⑥饮水，本为善心，为害多矣。岂知治病之道，俱在临时审其藏府六气虚实，明其标本，如法治之而已矣。此药之常多用虽为效，至大俗以病异药同，将为妄行，反招侮慢。今以若加黄丹，令桃仁色，是以名之红玉散。若加青黛，令轻粉碧色，名碧玉散。若加薄荷叶末，一分，同研，名鸡苏散。主疗并同，但以回避⑦愚俗之妄侮慢耳。

『注释』

①葱豆汤：明本作"葱白豆豉汤"。

②五寸：原作"五十个"，据明本改。

③若病：原作"苦涩"，据明本改。

④易：原作"喜"，据明本改。

⑤和解……不：明本作"相解为佳，或人不当汗者，更可"。

⑥令：原作"少"，据明本改。

⑦回避：原作"遭"，据明本改。

『按语』

益元散，又名六一散、天水散、神白散等。益元者，除中积热以益一元之气也。六一散的命名与药量有关，方中用六份滑石，一份甘草，研为散服，故名。天水散取"天一生水，地六成之"之义。神白散是因其颜色白而得名。

本方功效清暑利湿，由于药少力薄，单独使用，应以轻证为宜。河间先生将本方广泛用于内科、妇科、脏腑、经络、耳目九窍等诸多病证，遍及表里、虚实、气血、内外。对此，汪昂认为"盖取其能通除上下三焦湿热也"（《医方集解•清暑之剂》），可谓一语中的。后世温病学家多将本方融入各自的方治当中，广泛用于暑温、湿温、伏暑诸证。

『原文』

玄青丸　治下痢势恶，频并窘痛，或久不愈，诸方不能止，须可下之，以开除湿热痞闷积滞，而使气宣行者，宜以逐之。兼宣利积热、酒食积，黄瘦中虚，水肿腹胀。兼疗小儿惊疳，积热乳癖诸证。唯泄泻者勿服。

黄连　黄檗　大黄　甘遂　芫花醋面炒　大戟各半两　牵牛四两，取末二两，以上同细末　轻粉三分　青黛一两

上为末，匀水丸，小豆大，初服十丸，每服加十丸，空腹、日午、临卧三服，以快利为度。后常服十五、二十丸，数日后得食。久病未痊除者，再加，取利。利后却常服，以意消息，病去为度，后随证止之。小儿丸如黍米或麻子大，退惊疳热积不下者，须常服十丸。

阿胶梅连丸　治下痢，无问久新，赤白青黑疼痛诸证。

金井阿胶净草灰炒透明白,别研,不细者,再炒,研细　乌梅肉去核,炒　黄檗剉,炒　黄连　当归焙　赤芍药　干姜炮　赤茯苓半两,各等分

上为末,入阿胶,研匀,水丸,桐子大,温米饮下十丸,食前,兼夜五六服。小儿丸如绿豆。忌油腻脂肥诸物也。

牛黄神金丸　治大人小儿呕吐泻痢,无问久新,赤白诸色,或渴或不渴,小便涩或不涩,并小儿惊疳积热,痃癖坚积,腹满硬痛,作发往来,亦能宽膈消食。

轻粉　粉霜　硇砂以上别研　雄黄研　朱砂　信砒　巴豆去皮,各一钱　黄丹蜡三钱

上先研粉霜,次旋入硇砂,研细,下雄黄、朱砂、信砒,再研,下丹粉,研匀,别研巴豆烂为油,与前药研匀,近火上炙,控热,别研蜡软,入药,匀搓作剂,旋丸小豆大,新水下一丸。小儿黍米、麻子大。或止吐泻痢疾,调甘露散是桂苓甘露饮,或益元散亦得。

芍药檗皮丸　治一切湿热恶痢,频年窘痛,无问脓血,并宜服之。

芍药　黄檗各一两　当归　黄连各半两

上为末,水丸,如小豆大,温水下三四十丸,每日兼夜五六服。忌油腻、脂肥、发热等物。

二胜丸①　治泻痢虚损,问久新者加减服之。

淡豉二两　白术三钱　甘草五分

上同杵为膏,丸如桐子大,每服三丸至四丸,以米饮汤下。如未愈,及赤白痢,腹满胁痛者,加一二丸。

『 **注释** 』

①二胜丸:明本药物组成为盐豉、紫蒜。

『 **原文** 』

杏仁丸　治一切赤白泻痢,腹痛里急后重诸证。

杏仁四十九个　巴豆四十九个,去皮

上以药同烧存性,研细如泥,用蜡熔和,为丸如桐子大,每服一二丸,煎大黄汤,间日下之。

白术圣散子　治一切泻痢久不瘥,并滞积疼肿者亦治。

御米壳二两,蜜炒　当归　肉豆蔻　缩砂　石榴皮　诃子　干姜炮　陈皮　白术　甘草　芍药各等分

上为细末，每服二钱，水一大盏，入乳汁少许，去滓服。

胜金膏　治一切泄泻痢不已，胃脉浮滑，赤白，疼痛不已者。微小者，立止。

巴豆皮　楮实叶同烧存性，等分

上为末，熔蜡丸如绿豆大，每服三、四丸，米饮汤下。

大圣真金散　治一切寒热赤白，泻利诸证。

御米壳半斤，炒　甘草一两，炙　干姜　当归各三钱　醋石榴皮一两，炒　陈皮去白　白茯苓各五钱

上为末，每服二钱，水一盏，小儿半盏。每一盏煎至七分，食前。忌油腻生冷毒物等。

车前子散一名断痢散　治一切痢不止者。

车前子不以多少，炒香

上为末，每服二钱，米饮调下，食前空心服。

象骨散　治脾胃虚弱，心腹胀满，水谷不消，黄瘦疼酸，食辄呕吐，霍乱，泄泻脓血，四肢沉重，一切后重里急，夜起频并，不思饮食，皆可治之。

象骨四两，炒　诃子取肉，二两　肉豆蔻一两　枳壳一两　干姜半两

上为末，每服三钱，水一盏半，煎至八分，微冷，温服，食前，日三服。

海蛤玉粉散　治血痢，解藏中积毒热。

海蛤二十个，炒焦，研末

上为末，每服二钱，入蜜少许，冷水调服，不拘时候。

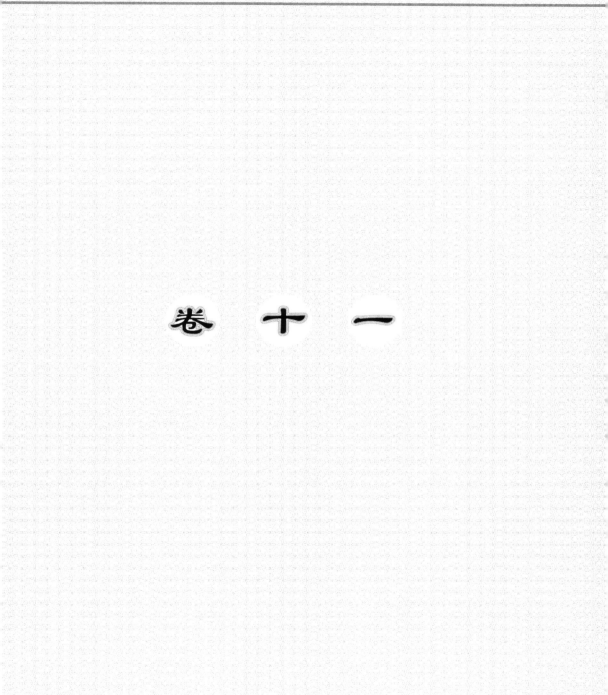

卷 十 一

妇 人 门

总 论

《素问》曰：目得血而能视，耳得血而能听，指得血而能摄，掌得血而能握，足得血而能步，藏得血而能液，腑得血而能气。然血所通流，则气亦然也。气血宣行其中，神自清利，而应机能用矣故。

《素问》：气血人之神也，不可不谨调护。然妇人以血藏为基本也。夫妇人之病，手太阳、足少阴①，小肠、心之经络为里表，起自任冲之脉，于经脉之下，以上毛际，循腹里关元，上至咽喉颐，循面目，过带脉，贯脐而止。以妇人月水，一月一来如期，谓之月信。其不来，则风热伤于经血，故血在内不通。或内受邪热，脾胃虚损，不能饮食。食既不克，荣卫凝涩，肌肤黄燥，面不光泽。或大肠虚，变为下痢，流入关元，致绝子嗣。为子藏冷虚劳损，而病带下，起于胞内。则夫带下之造化，但分经络，标本殊异，为病之本气也。其病所发，正在过带脉之分，而淋漓以下，故曰带下也。赤白之说者，无定也。法曰：头目昏眩，口苦舌干，咽喉不利，小便赤色，大便秘涩滞，脉实而数者，皆热证也。凡白带下者，亦多有之，为病寒岂能然？《素问》："亢则害，承乃制。"谓亢过极而反兼胜己之化，制其甚②也。则如火炼金，热极则反化为水，及六月热极，则物反出液而湿润，林木流津。故肝热则出泣，心热则出汗，脾热则出涎，肺热则出涕，肾热甚则唾。大凡俗论，已煎热汤，煮极则沸溢，及热气重蒸于物，而生津液也。故下部任脉湿热甚者，津液涌而溢，已为带下。见俗医白带下者，但依方论，而用辛热之药，虽有误中，致令郁结热聚，不能宣通，旧病转加，世传误之久矣。

『注释』

①足少阴：诸本同，当为"手少阴"。
②甚：千顷堂本作"胜"。

『**按语**』

以上两段论述了妇人的生理特点，以及月经不调、不孕、带下等妇科常见病的病因病机。特别强调带下病，无论赤白，皆属热证，因此需特别注意避免妄用辛热之药造成的严重后果。

『**原文**』

人参白术散　治遍身燥湿相搏，玄府致密，遂令忪①悸发渴，饮食减少，不为肌肤。

人参三钱　白术七钱　薄荷半两　缩砂仁三钱　生地黄　茯苓去皮　甘草各半两
黄芩一钱　滑石三两　藿香三钱半　石膏一两

上为末，每服三钱，水一盏，煎至六分，去滓，温服，食前，日进二三服。

『**注释**』

①忪（zhōng 中）：惶恐。

『**原文**』

白术汤　治妊娠血液虚衰，痿弱难以运动，气滞痹麻，荣卫不能通宣，常服养液润燥，开通结滞，令血昌盛。

白术三两①　寒水石　当归　黄芩　芍药　人参　石膏　干葛　防风　缩砂②
藿香　甘草　茯苓一两　木香

崔宣武方　用白术一两

上为末，每服三钱，水一盏，生姜三片，同煎至五六分，去滓，温服，食前，日三服。

『**注释**』

①两：原脱，据明本补。
②缩砂：原作"干姜"，据明本改。

『**按语**』

妇人以血为基本，而妊娠尤赖气血调和，方使母子均安。白术汤重用白术，调补脾胃以资气血生化之源。白术在气主气，在血主血，选药最佳，配人参、茯苓、甘草是以四君子汤为基础补气生血；伍当归、芍药以养血弱；加藿香、干葛、防风、缩砂、木香辅白术等药以补而不滞，并助脾胃清阳之气升发；妊娠用药宜清凉，故用黄芩、寒水石、石膏以泄气分之火而不伤血。诸药合用，常服养液润燥，开通结滞，令血昌盛。

『 原文 』

二气汤　治月水不调，断绝不产，面黄肌瘦，恒不思美食。有燥热，以柴胡饮子相参服之。

大黄四两，别为末，醋一升，慢火熬成膏子　当归二两　白芍药二两

上为末，以膏子和丸，如桐子大，每服二十丸，淡醋汤下，食前，日进三服。如月水不通，加入干漆三钱炒焦用、没药半两、硇砂三钱研、官桂二钱、斑蝥三钱去头足，炒熟用。《本草》云：此用熬，不可生用，用①则吐泻。

『 注释 』

①用：原脱，据明本补。

『 按语 』

月水不通，当为内有瘀血之严重者，故以干漆、硇砂、斑蝥破瘀通经；肉桂伍没药温通血脉、活血逐瘀，以增强破瘀通经之效。

『 原文 』

当归龙骨丸　治月事失常，经水过多，及带下淋沥，无问久新，赤白诸证，并产后恶物不止，或孕妇恶露，胎痛不安，及大小儿痢泻，并宜用之。

当归　芍药　黄连　染槐子　艾叶炒，各半两　龙骨　黄檗各一两　茯苓半两木香一分

上末，滴水为丸，如小豆大，温米饮下三四十丸，食前，日三四服。

当归人参散　治产后虚损痿弱，难以运动，疼痛胸满，不思饮食。

当归　白术　黄芩　芍药　大黄　茯苓去皮　陈皮各半两　人参　黄芪剉　川芎　厚朴去皮，姜制　官桂肉各三钱　甘草一两　枳壳四钱，去穰，炒

上为末，每服三钱，水一盏，生姜三片，煎至六分，去滓，不计时候，温服。如大便闷，以此散下和中丸。

增损四物汤 治月经不调，心腹疼痛。补血脏，温经驻颜。

川芎 当归 芍药 熟地黄 白术 牡丹皮各半两 地骨皮一两

上为末，每服五钱，水一盏，煎至六分，去滓，温服，食前。

『 按语 』

增损四物汤养血调经；牡丹皮、地骨皮凉血和血、消瘀通经。

『 原文 』

当归川芎散 治风壅头目，昏眩痛闷，筋脉拘倦，肢体麻痹。保护胎气，调和荣卫。

当归 川芎各半两 甘草二两半 黄芩四两 薄荷一两 缩砂仁一分

上为末，温水调下一钱，渐加至二钱，食后，日进三服。

辰砂大红丸 治产后寒热运闷，血气块硬，疼痛不止。

朱砂一两，一半入药，一半为衣 附子炮 没药半两 海马半钱 乳香 苁蓉 肉桂 玄胡 姜黄 硇砂各半两 斑蝥一分 生地黄一两

上为末，酒煮面糊为丸，如酸枣大，每服一丸，煎当归酒下，放温。经水不行，煎红花酒下。

三圣散 治产后下血痢不止。

乌鱼骨炒 烧绵灰 血余灰汗脂者，各等分

上为细末，每服煎石榴皮汤调下，热服一钱。

没药丹 治产后恶血不下，月候不行，血刺腰腹急痛，或一切肠垢沉积，坚满痞痛，作发往来，或燥热烦渴，喘急闷乱，肢体疼倦，大小人心腹暴痛。孕妇自利恶物过多，不宜服。燥热极甚，血液衰竭，不可强行，宜调气养血，细详证用。

没药一钱 当归 大黄一两 牵牛二两 轻粉一钱 官桂一分，以上同研末 硇砂一钱，同研

上研匀，醋、面糊为丸，如小豆大，每服五丸至十丸，温水下。以快利取积，病下为度。虽利后，病未痊者，后再加，取利止。心腹急痛，煎乳香下。未止，取大便利。

黄药子散 治月事不止，烦渴闷乱，心腹急痛，肢体困倦，不美饮食。

黄药子 当归 芍药 生地黄 黄芩 人参 白术 知母 石膏各一两 川芎 桔梗各一分 甘草一两 紫菀 槐花子 柴胡各一分

上为粗末，抄三钱，水一盏，煎至七分，滤汁，温服，食前，但一服。

大延胡索散 治妇人经病，并产后腹痛，或腹满喘闷，或癥瘕癖块，及一切心腹暴痛。

延胡索 当归 赤芍药 荆三棱 川楝子 蓬莪术 官桂 厚朴 木香 川芎各一分 桔梗 黄芩 大黄各半两 甘草一两 槟榔一钱

上为末，每服三钱，水一盏，煎至六分，去滓，热服，食前，日三服。恶物过多，去大黄、官桂，加入黄药子、染槐子、龙骨各半两，如前法。或平人心胃急痛，如本方煎服，得利尤好。

枳实槟榔丸 治安养胎气，调和经候，癥瘕痞块，有似妊孕，可以久服，血气通和。兼宽膈美食。

枳实 槟榔 黄连 黄檗 黄芩 当归 阿胶灰炒，细研 木香各半两

上为末，水和丸，如小豆大，温米饮下三十丸，不计时候，日进三服。

『 按语 』

妊娠期内，如腹部有肿块，且肿块属良性，体积不大，对胎儿发育不构成威胁，则以保胎为主，治痞块为辅。枳实槟榔丸即以此立法，三黄清热解毒，枳实、槟榔行气消瘀，其余为养血活血之药。

『 原文 』

软金花丸 治心胸腰腹急痛或淋病，并产前后经病刺痛，干呕气劳，往来寒热，四肢困倦，夜多盗汗者，兼治血积、食积。

当归半两，焙 干漆二钱，生 轻粉 斑蝥生，全用，为末 硇砂 粉霜各一钱 巴豆二钱，去油

右为末，同研细，枣肉为膏，旋丸如绿豆大，每服一丸，新水下。病甚者加服，看虚实。

大红花丸 治妇人血积聚癥瘕，经络注滞。

川大黄 红花各二两 虻虫十个，去翅足

上取大黄七钱，醋熬成膏，和药，丸如桐子大，每服五七丸，温酒下，食后，日三服。

黄芩汤 治妇人孕胎不安。

白术 黄芩各等分

上为末，每服三钱，水二盏，当归一根，同煎至一盏，稍温服。

『 按语 』

方中白术补脾为安胎君药；黄芩清热为安胎圣药；妊娠须赖血气调顺则母子皆安，故以当归养血和血为佐使。

『 原文 』

海蛤丸 治妇人小便浊败，赤白带下，五淋，脐腹疼痛，寒热，口干舌涩，不思饮食。

海蛤 半夏 芫花醋炒 红娘子去翅 诃子炒 玄胡索 川楝子面裹煨，去皮 茴香炒，各一两 乳香三钱 硇砂半两 朱砂半入药，半为衣 没药各一两，研 当归一两半

上为末，醋煮面糊为丸，如小豆大，每服五丸至十丸，醋汤下。量人病虚实加减。

乌金散 治妇人诸疾，寒热头痛，一切等疾。

乌金子 肉桂 蒲黄 当归 虻虫 血余灰 水蛭 鲤鱼灰 木香 青皮 皂角大者，炙，各半两 芍药半两 芫花三两，醋浸 巴豆一钱，出油 朱砂少许 棕皮灰 红花一两 川乌头半两

上为末，每服半钱，加至一钱，煎生姜汤调下，空心食前。忌油腻物。

伏龙肝散 治妇人血崩不止者，或结作片者。

芎䓖一两 生地黄一分 阿胶八钱，炙 当归一两 续断一分 地榆 刺蓟根一两 伏龙肝七钱 青竹茹八钱

上为末，每服三钱，水一盏半，煎至一盏，温服，日五服，不计时候。后服补药。

阿胶丸

阿胶 鳖甲六分 续断五分 龙骨一两半 芎䓖六分 地胆四分 鹿茸五分 乌鱼骨八钱 丹参六钱 龟甲一钱

上为末，醋、面糊为丸，如桐子大，每服三十丸，艾汤下，日进三四服。

麝香杏仁散 治妇人阴疮。

麝香少许 杏仁不以多少，烧存性

上为细末，如疮口深，用小布袋子二个，盛药满，系口，临上药炙热，安在

阴内。立愈。

朱砂斑蝥丸　治妇人产后吃硬食，变作血气食块，无问久新。

皂角末二钱　巴豆四个，去油　朱砂一钱　硇砂一皂子大块　干蝎一个，全　斑蝥十个
红娘子五个　水蛭三个

右为细末，蜜和丸，分作十五丸，每服一丸至二丸、三丸，温酒下。初更吃，平明取下血化水，十年之病，皆治之。或大便或小便，不多出也。

卷 十 二

补 养 门

补 养 寒 论

《素问》云：诸寒收引，皆属于肾。肾者，少阴也。少阴者，至阴也。至者，为极也。少阴者，冬脉所旺，居北而属水，为寒，为归藏，为周密。寒中收引拘缩，寒之用也。其病上下所生，水澄澈冷清者不浊，其气寒冷，水谷不消化，吐利清冷，为病则如天气寒而水自清也。

《素问》云：太阳受寒，血凝为瘕。太阴受寒，气聚为疝。但脉急而寒之象也，急主于痛，故紧急也。又《内经》云：数则为热，迟则为寒。诸阳为热，诸阴为寒，脉当迟缓，寒毒内郁。洪数为热，所养心之脉也。寒气生清，水清就于湿，故以下利清白，此乃肠胃寒，化物失常。热则壅涩不通。寒胜则火衰，火衰金旺，吐利腥秽。腥者，金肺之属也。热则喜酸，寒则水腥，只如四肢逆冷，坚痞腹满，屈伸不便，禁固战栗，谓阴水主之，舒倦不便，诊其脉沉伏而迟，病之证也。若身凉不渴而寒，踡①足而卧，恶闻人声，不欲言，皆阴证也。阴阳停②则和，偏则病。如阳气暴绝，阴气独胜，则为寒证；阴气暴绝，阳气独胜，则为热证。

『注释』

①踡：屈曲；弯曲。
②停：调和。

『按语』

以上两段首论寒性的特点。次论寒证与热证的不同证候表现和鉴别要点。

『原文』

《经》曰：阳胜阴虚，汗之而死；阴胜阳虚，下之而死。若阳实外热，阴虚内寒；阴实内热，阳虚外寒。阳实伐其阳，当凉膈散、承气汤主之；阴实伐其阴，当白术散、四逆汤主之。

论曰：大凡治病，必求标本。受先者为本，次者为标，此为兼证。故知逆与从，正行无问，知标本者，万举万当，不知标本者，是谓妄行也。本病相传，先以治其急。六气为本，三阴三阳为标，故病气为本，受病经络藏府谓之标也。

『按语』

论述了寒证与热证的治疗方法和治疗禁忌。在治病过程中，知标本是非常重要的，作者告诉了我们怎样处理标与本的关系。

补 养 类

防风当归饮子 治脾肾真阴损虚，肝心风热郁甚，阳胜阴衰，邪气上逆[①]，上实下虚，怯弱不耐。或表热而身热恶寒，或里热而躁热烦渴，或邪热半在表半在里，进退出入不已，而为寒热往来。或表多则恶寒，里多则发热。或表之阳分，阳和正气与邪相助，并甚于里，畜热极深，而外无阳气，里热极甚，阳极似阴而寒战，腹满烦渴者。或里之阴分，正气反助邪气，并甚于表，则躁热烦渴而汗出也。或邪热壅塞者，或烦热痛者，或热结极甚，阳气不通，而反觉冷痛。或中外热郁，烦躁甚，喜凉畏热者。或热极阆寒，不得宣通，阳极似阴，中外喜热而反畏寒者。或躁热烦渴者，或湿热极甚，而腹满不渴者，或一切风热壅滞，头目昏眩，暗风眼黑，偏正头疼，口干鼻塞，耳鸣及聋，咽嗌不利。或目赤肿痛，口疮舌痹。或上气痰嗽，心胁郁痞，肠胃燥涩，小便溺淋闷。或是皮肤瘙痒，手足麻痹。又或筋脉拘急，肢体倦怠。或浑身肌肉跳动，心忪惊悸。或口眼㖞斜，语言蹇涩。或狂妄昏惑，健忘失志。及或肠胃燥热怫郁，而饥不欲食。或湿热内余，而消谷善饥，然能食而反瘦弱。或误服燥热毒药，及妄食热物过多，而耗损脾肾，则风热郁甚，而多有如此，不必全见也。无问自病，及中燥热毒药所使者，并宜宣通气血，调顺饮食。久服之旧病除去，新病不生。设虚人常服，补益功验，自可知矣。

当归　大黄　柴胡　人参　黄芩　甘草炙　芍药各一两　滑石六两

上停，每服三钱至五钱，水一大盏，生姜三片，同煎至七分，去渣，温服。

下补校此方未为至当，恐当时传写之误。

『注释』

①阳胜阴衰，邪气上逆：此八字原作"阳阴虚内寒，阴实内热"，系涉上文而讹，据明本改。

『按语』

此方治脾肾真阴虚而用大黄、滑石通利大小便，并用黄芩清热，表面上看，似乎不合理，其实泻的目的正在于补，陈不去则新不生，以泻为补，补法之上者也。同时阴虚阳必浮，适当敛阳有助于阴长，此为补泻的辩证关系。本方需认真研究，仔细体会作者用意。

《丹溪心法附余》：大黄泻阳明之湿热从大便出，滑石降三焦之妄火从小便出，黄芩以凉膈，柴胡以解肌，防风以清头目，人参、甘草以补气，当归、芍药以补血，无半味辛香燥热之谬药也。共奏宣通气血，调顺饮食，泻心肝之阳，补脾肾之阴之功。

方亦见《素问病机气宜保命集》，药味相同，药量不同。多处记载都无防风，似非传写之误。

『原文』

双芝丸 治补精气，填骨髓，壮筋骨，助五脏，调六腑。久服驻颜不老。

熟干地黄焙，取末 石斛去根，酒炙 五味子焙 黄芪锉 肉苁蓉酒浸 牛膝酒浸 杜仲蜜水浸，炮 菟丝子酒浸三日，炒 麋鹿角霜半斤 沉香三钱 麝香二钱，研 人参 白茯苓去皮 覆盆子 干山药 木瓜 天麻酒浸 秦艽以上各一两 薏苡仁二两，炒

上为末，炼蜜为丸，如桐子大，每服二十丸至三四十丸，温酒下，盐汤、米饮亦可。凡年五十岁已上，加入黑附子以青盐汤蘸，泡、鹿角一大对去顶三指、硫黄半斤浑用。以上用些油，釜①中以水同煮，令微沸，勿太急甚，水耗，只旋添温水，须用水以备添也。炼令角胶汁出尽，其角如霜，以手捻如腻纷，乃盛之。取用，勿令秽污也。

『注释』

①釜：古炊器。敛口，圆底，或有二耳。置于灶口，上置甑以蒸煮。

『 **原文** 』

内固丹 治诸补养肾气，调和脾脏。寿高者常服，筋骨劲健，浑如壮士。

肉苁蓉酒浸 茴香炒，一两 破故纸 胡芦巴炒 巴戟去心 黑附子炮 川楝子 胡桃仁各四两，面炒

上为末，研桃仁为膏，余药末和匀，酒、面糊为丸，如桐子大，每服十丸至三十丸，温酒、盐汤下，食前。虚者加至五七十丸。此药明目补肾乌须，进美食，空心。

大补丸 治男子脾肾不足，不问久新者。

陈韭子 陈萝卜子以上炒 蕤仁去皮，各半两 穿山甲七片，用酒炙 麝香少许

上为细末，用蜜和丸，如樱桃大，每服一丸，温酒送下，食前空心。

蛤蚧散 治脾胃气攻心刺痛者。

蛤蚧一对，酒炙 乳香 木香 白茯苓 丁香 茴香各一钱 穿山甲二钱

上为细末，每服一钱，好温酒调下，空心食前。

金锁丹 治男子本藏虚冷，夜梦鬼交者。

龙骨水飞 菟丝子一两 破故纸 韭子 泽泻 牡蛎各半两 麝香少许

上为末，酒、面糊为丸，如桐子大，每服三十丸，温酒下，空心食前，日三服。

调中丸 治脾胃虚，止呕吐，宽利胸膈。

青皮 红皮各一两 大黄一两 牵牛三两

上为细末，滴水和丸，如桐子大，每服三二十丸，温水下，空心食前。

水中金丹 治元藏气虚不足，梦寐阴人，走失精气。

阳起石研 木香 乳香研 青盐各一分 茴香炒 骨碎补炒 杜仲各半两，去皮，生姜炙丝尽 白龙骨一两，紧者，槌碎，绢袋盛大豆蒸熟，取出，焙干，研 黄戌肾一对，酒一升，煮熟，切作片子，焙，入白茯苓一两，与肾为末

上为细末，酒、面糊和丸，如皂子大，每服二丸，温酒下，空心。忌房室。

和气地黄汤 治沉积气结不散，调养荣卫，补顺阴阳。常服以代汤茶酒果。

木香一字 拣桂去皮 茯苓去皮 白芥子各一钱，炒香 白术 干山药 川芎 当归各一分，焙 桂花 缩砂仁各半钱 甘草半两，炙

上为细末，入麝香少许，研匀，用数重油纸或瓷器内密封起。每用，蜜二斤、饧饴一斤，温好甜水五升，化匀开，抄前药，并杏仁十枚，去皮尖，洗净，炒香焦，槌碎，湿地黄根计切长寸约，取汁半盏，温服。

白术调中汤 治中寒，痞闷急痛，寒湿相搏，吐泻腹痛，上下所出水液，澄澈

清冷，谷不化，小便清白不涩，身凉不渴，本末不经，有见阳热证，其脉迟者是也。此因饮食冷物过多，阴胜阳衰，而为中寒也。或冷热相击，而反阳气怫郁，不能宣散，怫热内作，以成热证者，不可亦言为冷。当以脉证别之。夫湿热上泻，常见阳脉，若亡液气虚，亦能反见诸阴脉也，当以标本之不可治。或热证误服此白术调中汤，温药亦能开发，阳气一通而愈，别无加害。无问寒热久新，并宜服之。或有口疮目疾，孕妇等吐泻者，以畏干姜、官桂，不服。

白术　茯苓去皮　红皮去白　泽泻各半两　干姜炮　官桂去皮　缩砂仁　藿香各一分
甘草一两

上为末，白汤化蜜少许，调下二钱，每日三服。炼蜜和就，每两作十丸，名白术调中丸。小儿一服分三服。

『按语』

白术性温而燥，补脾暖胃，善治虚馁中寒；甘草和中缓急，辅白术以补脾胃；茯苓甘淡佐白术以渗脾家之湿，泽泻利水渗湿，功擅泻邪，古人用补药，必兼泻邪，邪去则补药得力，一辟一阖，此乃玄妙，用茯苓、泽泻正是此意；红皮、缩砂仁、藿香理气和中，助白术以使补而不滞；干姜、官桂暖脾胃、除积冷而守中，同白术更能燥湿以补脾。

『原文』

人参白术散　此方证同调中汤治法。
人参　白术　茯苓　甘草　橘皮　葛根　泽泻　滑石　藿香各半两
上为末，每服三钱，水一盏，煎至六分，温服。妊妇加苍术三五片，热服。
白术散　治伤寒下后余热，以药下之太过，胃中虚热，饮水无力也。当生胃中津液，多服此药。
人参　白术　木香　白茯苓　甘草剉，炙　藿香叶　干葛剉，各一两
上为末，每服一钱至二钱，水一盏，煎至五分，温服。如饮水者，多煎与之，无时也。

『按语』

白术散出自宋代钱乙《小儿药证直诀》，药味相同，药量不同。其中人参培元，茯苓健脾，白术、藿香、木香等芳香健胃。诸药配合，共奏健脾养胃、生津除虚热之效。

本方虽与本书"伤寒门"中同名方的药物组成相同，但所用剂量不同。

『原文』

丁香附子散 治脾胃虚弱，胸膈痞结，吐逆不止。

附子一两 母丁香四十九个 生姜半斤，取自然汁半碗

上用附子钻孔四十九，以丁香刺上面填内，将生姜汁用文武火熬尽，又用大萝卜一个，取一穴子，入附子，又填内，将萝卜盖之，又用文武桑柴火烧，香熟为度。取出，切附子作片子，焙干，捣为细末。每服一钱，米汤一盏调下，日进三服。

何首乌丸 治男子元藏虚损，发白再黑，填精。

何首乌半斤 肉苁蓉六两 牛膝四两

上将何首乌半斤，用枣一层，何首乌甑^①内蒸枣软用，切、焙，同为末，枣肉和丸，如桐子大，每服五七丸，嚼马楝子^②服，酒送，食前，一服加一丸，日三服。至四十丸即止，却减丸^③数。效如神妙。

『注释』

①甑（zēng 曾）：蒸食炊器。
②马楝子：即"马蔺子"，又称"马莲子"。楝，原讹作"练"，据文义改。
③丸：原作"至"，据文义改。

『原文』

煨肾丸 治男子腰膝疼，夜多小便者。

川楝子 马楝花 破故纸 胡芦巴 茴香炒，各等分

上除茴香外，四味酒浸，同为末，煮面糊为丸，如桐子大，每服十丸至二十丸，温酒下，空心食前。

神仙楮实丸 治积冷气冲心胸及背，有蛔虫疼痛，痔瘘，痃癖气块，心腹胀满，两肋气急，食不消化，上逆气奔于心，并疝气下坠，饮食不得，吐水呕逆，上气咳嗽，眼花少力，心虚健忘，冷风偏风等疾。坐则思睡，起则头眩。男子冷气，腰疼膝痛，冷痹风顽，阴汗盗汗，夜多小便，泄利，阳道衰弱；妇人月水不通，小便冷痛，赤白带下。一切冷疾，无问大小。能明目，益力轻身，补髓益精。

楮实子一升，淘去泥，微炒 官桂四两，去皮 牛膝半斤，酒浸三日 干姜三两，炮

上为末，酒、面糊为丸，如桐子大，每服二十丸，温酒，空心食前，盐汤亦得。

补中丸　治一切气疾，心腹疗痛，呕吐气逆，不思美食。

厚朴生姜制香　干姜炮　陈皮去白　白茯苓去皮　　甘草炙紫，各等分

上为末，炼蜜为丸，如樱桃大，每服一丸，空心，白汤化下，细嚼亦得。

荜澄茄丸　治中焦痞塞，气逆上攻，心腹疗痛，吐逆下痢，美饮食。

荜澄茄半两　良姜二两　神曲炒　青皮去白　官桂去皮，各一两　阿魏半两，醋面裹，煨熟

上为末，醋、面糊为丸，如桐子大，每服二十丸，生姜汤下，不计时候。

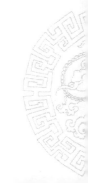

卷 十 三

诸 痛 门

总 论

夫痛者，经脉流行不止，环周不休，寒气入经而稽迟①，血泣②凝而不行，客于脉外血少，客脉中气不通，故卒然而痛。其痛者卒然而止，或痛甚而不休，或痛甚而可按，或按之而痛止，或按之而无益，或喘痛动应手，或与心背相引而痛，或胁肋与少腹相引而痛，或腹痛，或引阴股，宿昔而成积，或卒然而痛，死不知人，而少间复生，或痛而闭不通者，诸痛各不同形。

《经》曰：寒气客于脉外则脉寒，脉寒则踡缩，踡缩则脉绌③音屈，脉绌急则外引小腹，卫气不得流通，故卒然而痛，得炅④则痛止。寒气客于经脉之中，相薄则脉满，满则血气乱，故痛而不可按。寒气客于肠胃之间，膜原之下，血不得散，小腹急引，故痛，按之血气散，痛乃止也。胁肋痛者，寒气客于厥阴之络脉也。背与心相引痛者，寒气客于背俞之脉，注于心，相引痛。寒气客于阴股，血泣在小腹，相引痛。卒然而痛死者，寒气客于五脏，厥逆上壅，阴气竭，阳气未入，故卒然痛死，气复反⑤则生矣。视其五色，黄赤为热，白青则为寒，青黑为痛。《经》曰：感虚乃陷下，其留于筋骨之间，寒多则筋挛骨痛，热则骨弛肉消。但痛痒、疮疡、痈、痛肿，血聚者，皆属心火热也，不可一例伤寒。凡治痛者，先察本，次明经络皮部虚实，用药无误矣。

『 注释 』

①稽迟：迟延；滞留。

②泣：通"涩"，涩滞不畅。

③绌（qū 屈）：通"诎"，屈缩。

④炅（jiǒng 炯）：热。

⑤反：通"返"。

『 按语 』

分析诸痛证的各种症状及其病机，说明各种不同的症状与寒气所客的部位有直接关系，指出痛证治疗的基本原则是"先察本，次明经络皮部虚实"。

『 原文 』

神砂一粒丹　治一切厥心痛，小肠膀胱痛不可止者。

附子一两，炮　郁金　橘红等附子停用

上为末，醋、面糊为丸，如酸枣大，以朱砂为衣，每服一丸，男子酒下，妇人醋汤下。服罢又服散子。

神圣代针散

乳香　没药　当归　香白芷　川芎各半两　芫青一两，去翅足

上为细末，更研，每服一字，病甚者半钱，先点好茶一盏，次掺①药末在茶上，不得吹搅，立地细细急呷之。心惊欲死者，小肠气搐得如角弓，膀胱肿硬，一切气刺虚痛，并妇人血癖、血迷、血晕、血刺、血冲心，胎衣不下，难产。但一切痛疾，服之大有神效。只是要详疾证用药。

『 注释 』

①掺（chān）：混合。

『 原文 』

茴香丸　治男子、妇人脐腹疼痛，刺胸膈不止者。

茴香炒　良姜　官桂各半两　苍术一两，汁浸

上为末，酒煮面糊和丸，如桐子大，每服十丸，生姜汤下，止痛温酒下，空心食后。

趁痛丸　治一切走注疼痛，妇人经脉住滞，水肿腹胀。

甘遂　大戟　芫花　黑牵牛各等分

上为末，以荞面同末和作饼子，扦①，切为棋子，煮熟服之，得利为度，每服一钱。加减相虚实。

『 **注释** 』

①扞（gǎn 赶）：同"擀"。

『 **原文** 』

六合散　治一切燥结，汗后余热宣转不通，亦名金钥匙散。并治小肠气结，心腹满，胸中结痞，走注①疼痛。

大黄一两，纸裹煨　白牵牛半两，生　黑牵牛微炒　甘遂各半两　槟榔三钱，生　轻粉一钱

上为细末，每服一钱，蜜水调下服。量虚实加减。

『 **注释** 』

①注：指流注。

『 **原文** 』

定痛丸　治打扑损伤，筋骨疼痛等。如打扑骨损者，先整骨，定用竹夹，然后先用好酒下麻黄三钱，然后服药，大效。

乳香一分　川椒　当归　没药　赤芍药　川芎　自然铜①

上为末，熔蜡为丸，如弹子大，细嚼，酒下一丸。骨碎者，先用竹夹夹定，三五日，依旧小可与服。

『 **注释** 』

①自然铜：明本此下有"荆芥各一两"五字。

『 **原文** 』

香壳散　治小肠气，脐腹搅痛急，阴股中疼闷，不省人事。

舶上茴香①用盐炒　枳壳各一两　没药半两

上为末，每服一钱，温热酒下，不计时候，并二三服。

『注释』

①舶上茴香：即"八角茴香"。

『原文』

金针丸亦名陆神丸　治阳绝，痃气，心腹不忍者。

丁香　木香　乳香　阿魏　轻粉　骨碎补去毛　槟榔　官桂　桂心　巴豆去皮　杏仁去皮　不灰木　肉豆蔻　阳起石　朱砂各等分

上为细末，水面糊为丸，如小豆大，每服一丸，针穿作孔子，小油内滚过，灯焰内燎遍，于油中蘸死，嚼，生姜下，不计时候，日三服。虚实加减。

一粒金丹　治腰膝走注疼痛如虎啮①。

草乌头　五灵脂各一斤　木鳖子四两　白胶香半斤　地龙四两，去土，炒　细墨一两　乳香一两　当归二两，焙　没药二两　麝香一钱

上为末，再研一千下，糯米面糊和丸，如桐子大，每服一丸至二丸，温酒下。吃药罢，遍身微汗立验。

『注释』

①啮（niè 聂）：咬，啃。

『原文』

没药散　治一切心肚疼痛不可忍者。

没药别研①　乳香各三钱　穿山甲五钱，炙　木鳖子四钱

上为细末，每服半钱、一钱，酒大半盏，同煎，温服，不计时候。

『注释』

①别研：原作"乳香别研"，据下文删"乳香"二字。

『按语』

本方乳香、没药芳香止痛；穿山甲活血攻坚；木鳖子为临床非常用药，是葫芦科植物木鳖子的种子，首载于《开宝本草》，有一定毒性。本方毒性较大，在用药剂量上应严格控制，具有深入研究价值。

痔 门

痔 瘘 总 论

夫肠风痔病者，所发手太阴、手阳明经，以应动脉，谓肺与大肠为表里，主为传道，以行糟粕。肠风痔病有五种，其证亦异。盖因阳气虚而玄腑疏，风邪乘而热自生。风湿邪热，攻于肠中，致使大便涩而燥热郁，血热散而流溢，冲浸浚^①肠里。故以先血后便，热在下；先便后血，热在上。血后便，久而不愈，乃作痔。

《素问》云：因而饱食，筋脉横解，房室劳伤，肠癖为痔。风热不散，谷气流溢，传于下部，故令肛门肿满，结如梅李核，甚者而变成瘘也。五脏切宜保养，勿令受邪。

『注释』

①浚：深；多。

『按语』

以上两段分析了痔瘘的病因病机。

『原文』

香壳丸 治湿热内甚，因而饱食，肠癖成痔，久而成瘘，速服悉愈之。

木香 黄檗各三钱 枳壳去穰，炒 厚朴各半两 黄连一两 猬皮一个，烧 当归四钱 荆芥穗三钱

上为末，面糊为丸，如桐子大，每服二三十丸，温水，食前，日三服。

楂藤子丸 治肠风泻血，湿热内甚，因为诸痔，久而不治，乃变成瘘。

黄芪 枳实 槐花 荆芥穗 凤眼草以上各二两 楂藤子一对，炙 皂子三百个，炙

上为细末，面糊为丸，如桐子大，每服二三十丸，空心，酒下，米饮亦得。

忌油腻、冷、猪、鱼、臭血物等。

乌荆丸 治肠风痔疾，大肠闷涩。

川乌头二两，炮 荆芥穗四两

上为末，醋、面糊为丸，每服二三十丸，如桐子大，温水下，日三服。

黄芪葛花丸 治肠中久积热，痔瘘下血，疼痛。

黄芪 葛花 黄赤小豆花各一两 白芍① 赤芍药 黄芩 当归各三分 丹皮②一个 槟榔 白蒺藜 皂角子仁炒，各半两 生地黄焙，一两

上为末，炼蜜和丸，如桐子大，每服二十丸至三十丸，煎桑白皮汤下，食前，槐子煎汤下亦得。

『注释』

①白芍：明本无。

②丹皮：明本作"猬皮"。

『原文』

黄连散 治肠风下血，疼痛不止。

鸡冠花 黄连 贯众 川大黄 乌梅各一两 甘草三分，炙

上为末，每服二钱，用温米饮调下，日三服，不计时候。

乳香没药散 治五种肠风痔瘘，无问久新。

宣黄连 白矾各一两 谷精草半两 石榴一个，用刀子割下盖子，里面取子三停一停①，次将黄连、白矾碎，内②入石榴内，用元③盖子合用。

上以湿纸一张裹了，后用胶泥拍作饼子，裹石榴，以炭火烧通赤为度，取出，去泥纸，次将谷精草于铫④子内炒焦黄为度，与石榴研细，后入麝香一钱、乳香二钱、没药一钱，研细，拌匀，每服一钱，热酒小半盏调下，日三服。

『注释』

①三停一停：即三分之一。停，总数分成几份，其中一份叫一停。

②内（nà）：同"纳"。

③元：本；原来。后作"原"。

④铫（diào掉）：一种带柄有嘴的小锅。

『 按语 』

乳香没药散的修制方法特别，值得注意。

『 原文 』

木香厚朴汤　治痔瘘脱肛，肠胃间冷，腹胁虚胀，不思饮食。

木香　桂心　桃仁　陈皮　厚朴各一两　肉豆蔻　赤石脂各半两　皂角子三两，去皮子，醋炙黄　大附三分，炮

上为末，每服二钱，温粥饮调下，食前。

疟　门

疟 疾 总 论

《素问》云：痎疟皆生于风，其蓄作有时，何气使然？夫阴阳上下交争，虚实相移也。阳并于阴，阴实阳虚，寒栗鼓颔①。此皆夏伤于暑，热气藏于皮肤之内，肠胃之外。腠理开，得秋气，汗出遇风得之，与卫气并。卫气昼行阳，夜行阴，气得阳外出，得阴内薄，外内相薄，是以日作②也。其有间日者，气深，内薄于阴，阳气独发，阴邪内著，阴与阳争不得出，是以间日作也。其作晏③与早者，邪气客于风府，循脊④而下，卫气一日一夜大会于风府，其日下一节，先客于脊背，每至风府则腠理开，腠理开邪气入，邪气入则病作晏也。

夫⑤寒者，阴气也；风者，阳气也。先伤寒而后伤风，故曰先寒而后热，名曰寒疟。先伤于风，后伤寒，故曰先热而后寒，名曰温疟。其热而不寒者，阴气先绝，阳气独胜，少气烦冤，手足热，欲吐，名曰苦疟⑥。有余则泻，不足则补。热为有余，寒为不足。已得火不能温热，已冰水不凉气。阴胜并于阳，阳胜并于阴。阴胜则寒，阳胜则热。故疟者，阴阳风寒、虚实邪气不常之所作也。

『注释』

①颔（hàn 汉）：下巴。
②日作：指每天发作一次。
③晏：晚；迟。
④脊（lǚ 旅）：脊骨。
⑤夫：原作"大"，据朱本改。
⑥苦疟：明本作"虚疟"。

『按语』

以上两段论述疟疾的病因病机，分析疟疾发作的频率、早晚不同的原因。指出疟疾的种类有三种，即寒疟、温疟和热疟，提出"有余则泻，不足则补"的治疗原则。

『原文』

辟邪丹　治岚嶂鬼疟、食疟，并月频日者。

绿豆　雄黑豆各四十九粒　信砒半钱，别研　黄丹一钱，为衣　朱砂二粒

上为末，同入乳钵内，滴水为丸，分作三十粒，每服一粒，已，用东南桃心，取七枝，研汁，将井花水，早辰①日欲出不出，向日吞之，醋汤亦得。已发日服。

『注释』

①辰：通"晨"。

『原文』

斩邪丹　治诸般疟疾无时，不止者。

绿豆　小豆三十粒，口退皮再入　朱砂　信砒各一钱

上为末，同研细，滴水和丸，匀分作十丸，每服一丸，已早辰服，夜间于北斗下香水献至早晨，用新倒流水送下。

断魔如圣丹

信砒一钱　蜘蛛大者三个　雄黑豆四十九粒

上为末，滴水和丸，如豌豆大，如来日发，于今晚夜北斗下献于早晨，已，纸裹，于耳内扎一丸。立见愈，神圣！一粒可医三人。

辰砂丸　治一切脾胃虚，疟邪热毒者。

信砒　甘草各一钱　朱砂二钱　大豆四十九粒

上为末，滴水和丸，匀分作四十九①服，发日早晨日欲出，煎桃心汤下。忌热物。

『注释』

①九：朱本作"丸"。

『原文』

疟神丹　治诸般疟疾。

信砒一两　雄黄一钱

上以于五月重五日，用棕子尖拌匀，研三千下，日未出，不令鸡、犬、妇人见，丸如桐子大，未发前一日面东，冷水下一丸。

趁鬼丹　治一切疟疾，神效！

信砒一钱　大豆七钱　雄黄　轻粉　荷叶各半钱　甘草一寸

上为末，滴水为丸，如小豆大，重午日未出，不见鸡、犬、妇人修合，每服一丸，无根水①下，平日夜视北斗，来日服。忌热物。

『 注释 』

①无根水：指没有沾地的雨水。

卷 十 四

眼 目 门

眼 科 总 论

《素问》云：目得血而能视，手得血而能握。其证足厥阴之经络所主。肝脏受虚而即补肾，实而即泻心。

夫人之眼目者，似天地之日月也。若人无双目，岂能别辨贤愚；天无日月，万物安能照耀。是以眼通五脏，气贯五轮[①]，外应肝候。肝藏虚而风邪郁，风邪郁而热蕴冲，火炎上行，故攻目昏，渗涩、疼痛、赤丝皆发。荣卫实则能视，荣卫虚则昏暗。凡人多食热物，或嗜五辛[②]，坐湿当风，凌寒冒暑，将息[③]失度，皆丧目之源也。

『注释』

①五轮：见《秘传眼科龙木论》，为肉轮、血轮、气轮、风轮和水轮的合称。历代用五轮学说说明眼的组织结构和生理、病理现象等，成为眼科的独特理论。

②五辛：指五种具有辛辣刺激气味的蔬菜，见《伤寒论》。指韭、薤、蒜、芸苔、胡荽而言。

③将息：养息；休息。

『按语』

论述眼目的生理病理机制，指出诸如过食热性食物、起居失常等多种导致目疾的病因。

『原文』

黄连膏 治一切眼目瘀肉攀睛，风痒泪落不止。

朴硝一斗，以水半斗，淘净去土，阴干用　黄连半斤　白丁香五升，以水一斗，淘净去土，

搅细用

上取水，入硝、香釜内，熬至七分，淘出，令经宿，水面浮牙^①者，取出挖干，以纸袋子盛，风中悬至风化，将黄连细末熬清汁，晒干，硝用猪羊胆和，加蜜妙，点之效矣。

『 注释 』

①牙：通"芽"。

『 原文 』

涤昏膏 治一切风眼疼痛，不可忍者，洗之妙矣。

好崖蜜一斤 黄连一两 没药半两 黄丹一两，炒紫色

上入蜜，同熬黑，煎黄连成稠汁，入二味药内，煎熬稠，更入没药末，同熬数沸，滤去滓，洗。甚妙！后更用通天散嗅鼻。

通天散 治偏正头疼并夹脑风，通一切壅滞，明目。

赤芍药 川芎 黄连 黄芩 玄胡索 草乌头 当归 乳香别研，各等分

上为细末，每服少许，纸捻子蘸药，任之鼻嗅。神效！

神芎散 治风热上攻，头目眩痛，上壅鼻塞眼昏，并牙齿闷痛。

川芎 郁金各二钱 荆芥穗一分 薄荷叶二分 盆硝二钱 红豆一钱，以上为细末，后入盆硝

上研匀，鼻内嗅三两剜耳。力慢加药。病甚者，兼夜嗅之。凡热多风少，随证选用诸药。

金丝膏 治一切目疾，昏暗如纱罗所遮，或疼或痛。

宣黄连半两，剉碎，水一盏，浸一宿，取汁，再添水半盏浸滓，经半日许，取汁，与前汁放，别用水半盏 蜜一两 白矾一字 井盐一分，如无，以青盐代之 山栀子二钱，好者，捶碎，与黄连滓同煮五七十沸，取尽汁^①子，滤去滓，与前黄连汁一处，入余^②药

上用银瓷器内同熬十余沸，用生绢上细纸数重，再滤过。用时常点。

『 注释 』

①汁：原作"力"，据朱本改。
②余：原作"筛"，据朱本改。

『原文』

白药子散 治一切疳眼赤烂，目生翳，膜内外瘴疾，并小儿吐痢。
白药子一两 甘草半两
上为末，用猪肝一叶，批①开，糁②药五钱，水一大盏，煮熟，食后服。

『注释』

①批：薄切。
②糁（sǎn 伞）：洒上。

『原文』

胡黄连散 治一切久新赤目疼痛，不能坐卧，并大小人口疮。
胡黄连 槟榔各半两 麝香少许，别研
上为细末，研细点之。如口疮，每服半钱，麝香一字，匀口疮大小贴之。忌食鱼、猪、油腻物。
碧霞丹 点一切恶眼风赤者。
龙脑 麝香 硇砂各二钱 血竭 没药 乳香 铜青各一钱 硼砂三钱
上为末，滴水和丸，如桐子大，每服一丸，新水化开，点之立效。
菩萨散 治远年近日，一切眼疾。
菩萨石 金精石 银精石 太阴石 太阳石 雨余石 河洛石 矾矿石 云母石 炉甘石 井泉石 白滑石 紫英石 寒水石 阳起石 猪牙石 代赭石 碧霞石 乌鱼骨① 青盐各一两 硇砂半两 密陀僧一两 铜青一两 黄丹四两 麝香 脑子一钱 轻粉一钱半 硼砂三钱 乳香二钱 熊胆一斤 白砂蜜二斤
上为细末，以井花水九大碗，熬就作四碗。点水内落下钱许大，不散可，如散者，再熬。滤滓，过露旋点。

『注释』

①乌鱼骨：原作"乌鱼石"，据明本改。

『按语』

李时珍在"太阳石"条下引用了菩萨散，注曰："此方所用太阳石、太阴石等，多无考证，姑附于此。"可见李时珍对该方中的一些药名也不甚了解。

『原文』

石膏羌活散 治久患双目不睹光明，远年近日，内外气障风昏暗，拳①毛倒睫，一切眼疾。

羌活治脑热头风 密蒙花治羞明怕日 木贼退翳障 香白芷清利头目 细辛 干菜子二味起倒睫 麻子起拳毛 川芎治头风 苍术明目，暖水藏 甘菊花 荆芥穗治目中生疮 黄芩洗心退热 石膏 藁本二味②治偏正头痛 甘草解诸药毒，各等分

上为末，每服一钱至二钱，食后临卧，用蜜水一盏调下，或茶清、或淘米第二遍泔亦得，日进三服。至十日渐明，服至二十日大验。此方医数十余人矣。

『注释』

①拳：卷曲；弯曲。
②藁本二味：原倒作"二味藁本"，据文义改。

『原文』

重明散 治一切风热，内外障气眼疾。

川独活 川羌活 川芎 吴射干 仙灵脾 防风 甘草 井泉石 苍术各半两 丹参 白术 石决明 草决明各三分

上为末，每服二钱，水一盏半，煎至一盏，温服，日进三服，食后。

雷岩丸 治男子、妇人肝经不足，风邪内乘上攻，眼暗泪出，羞明怕日，多见黑花，生障翳膜遮睛，脸生风粟，或痒或痛，隐涩难开，兼久患偏正头疼，牵引两目，渐觉细小，视物不明。皆因肾水不能溉济于肝木。此药久服，大补肾脏，添目力。

肉苁蓉一两 牛膝一两 巴豆一两，浸一宿，去皮心 菊花二两 黑附子青盐二钱，以河水三升，同煮为度，去皮脐，一两 枸杞子二两 川椒三两，去目

上为末，元①浸药，酒煮面糊为丸，如桐子大，每服十丸，空心，酒下。世人服药，不知多少根源，往往不效耳。

『注释』

①元：疑为"先"字之误。

『原文』

丁香复光丸　治一切远近目疾。

丁香二钱　巴豆一钱，去皮油　半夏二两　乌梅半两，去核　南硼砂三钱　脑子二百

盆硝半两　缩砂仁二钱半　甘草半两　荆芥穗二钱

上为末，醋煮面糊为丸，如绿豆大，每服十丸至十五丸，米泔下，食后，日三服。

以上诸方，系先生亲验，可录。

『按语』

此方最末句"系先生亲验，可录"应出自河间先生弟子或后人之手，可见《黄帝素问宣明论方》系经其弟子或后人整理。

小 儿 门

小 儿 科 论

　　《素问》云：身热恶寒，战栗惊惑，皆属热证，为少阴君火暴。强直，支①软戾，里急筋缩也，皆属风证，为厥阴风木。凡②小儿六岁之上为小儿，十八岁以上为少年。其六岁以下者，诸经不载，是以乳下婴儿，有病难治，无可定也。然小儿与大人，不可一例，各异治之。虽小儿诞生襁褓之后，骨肉脆软，肠胃细微，可以乳食，调和脏腑，乃得平安。肌肤滋润，筋骨轻嫩，以绵衣③之，故生壅滞。内有积热，热乘于心，心受邪热，乃发为惊。惊不止，返为潮搐，则为病也。大概小儿病者，纯阳，热多冷少，故引《素问》少阴、厥阴证，以小儿病惊风，热多矣。小儿惊风者，皆由心火暴甚而制金，不能平木，故风火相搏，而昏冒惊悸潮热。此证皆谓热甚而风生，《素问》惊骇、惊愕，少阴君火也。

　　小儿脾疳痢泻者，皆热甚。急惊泻痢色多青，为热证明矣。痢色黄者何？为火甚，则水衰而脾土旺，故痢色黄也。痢色赤红者，为心火，热甚深也。痢色黑者，为火热过极，则反兼水化制之，故色黑也。五脏皆言热证，无寒冷证。亦有谓泻痢，小便青白不涩，为寒。水谷不化而色不变，吐痢腥秽，澄澈清冷，白，不涩，身凉不渴，脉迟细而微者，寒证也。谷虽不化，而色变非白，烦渴，小便赤黄而涩者，为之热证。世传大人小儿吐痢霍乱，食乳未及消化，而痢尚白，便言论为寒证，误矣。向不脉候别之。仲景邪热不化谷，岂为寒也！大人亦同。

『注释』

①支："肢"的古字。
②凡：原作"大"，据朱本改。
③衣：此作动词。

『按语』

以上两段论述了小儿的生理病理特点，分析了小儿常见病小儿惊风和小儿脾瘠泻痢的病因病机，以及热证与寒证的鉴别。作者认为，小儿泄泻热证多而寒证少。泻痢大便青、黄、赤、黑均为热证；大便白、不涩，或完谷不化而色不变，同时身凉不渴，脉迟细而微，为寒证。

小 儿 方 类

龙脑地黄膏　治小儿急慢惊风，涎痰上潮心胸，天吊①，惊缠，喉风，小儿胸膈不利，一切热毒，大有神效。如病不已，与分肢散一二服，吐利得快。常服此药。

川大黄别捣　甘草横纹者，别捣　麝香一钱，别研　雄黄水窟者一分，别研　生脑子一钱，别研

上五味，各修制了，再入乳钵内臼，同研细，炼蜜为膏，油单裹，如有前病，煎薄荷汤下。旋丸如皂子大，化下。如小儿大人睡惊及心神恍惚，煎金银汤下一丸。常服，新汲水下，大解暑毒。如孕妇人常服，新生男女，永无疾病。如有大人阳毒伤寒，加轻粉二匣子、龙脑少许，水化下一丸，杏核大。小儿看年纪大小加减服，立效。

『注释』

①天吊：病证名，又名天钓，惊风的一种证型。临床以高热惊厥、头目仰视为特征。

『按语』

此方关于孕妇常服，生子永无疾病之说，当以意取之。

『原文』

分肢散　治小儿卒风，大人口眼㖞斜，风涎裹心，惊痫天吊，走马喉闭，急惊，一切风热等疾。

巴豆半两，不出油　川大黄一两　朴硝半两

上大黄为末，后入巴豆霜、朴硝，一处细研，用油贴起。如有前患，每服半钱，热茶下。吐下顽涎，立愈。如小儿胸喉惊吊等，先服龙脑地黄膏一服，次服此药一字，茶下。时上吐下泻，以吐利得快为效。大人半钱，小儿一字，看虚实

加减。只是一两服，见效，不宜频服。如吐泻不定，以葱白汤立止。

『 **按语** 』

　　成人中风，小儿惊风，常规多用镇静安神、芳香开窍和活血化瘀的治法。此方用三下药导下，是一种特殊的疗法，特别是巴豆，药性甚猛，原方说主一切风热等疾，必有所据，值得进一步研究。

『 **原文** 』

　　珍珠丸　治小儿虚中积热，惊痫等疾。
　　巴豆霜　腻粉二钱　滑石二钱　天南星一钱半　蝎梢二十四个　续随子二十四个，去皮　粉霜一钱半
　　上为末，研令极细，以糯米粥为丸，如黄米大，小儿二岁以下，每服三丸至一丸，十五岁，每服五丸至十丸，点茶汤下，荆芥汤亦得。虚实加减。
　　牛黄散　治小儿上焦壅热，诸眼疾。
　　肉桂　郁金各一两　马牙硝①四两　甘草半两，并生
　　上为末，如患眼三五年，吃三五两便瘥。每服一钱，新汲水调下，垂枕卧片时。若是小儿，十岁服半钱，五岁以下服一字，永无惊疳痫风患。服之立效。

『 **注释** 』

　　①马牙硝："芒硝"的别名。

『 **原文** 』

　　朱砂丸　治小儿急慢惊风，及风热生涎，咽喉不利，取惊积。
　　朱砂　天南星　巴豆霜各一钱
　　上为末，面糊和丸，如黍粒大，看病虚实大小，每服二丸。或天吊戴上眼，每服四五丸，薄荷水下，立愈。
　　郁金散　治小儿急慢惊风等疾。
　　郁金一枚，大者　巴豆七个，去皮，不出油
　　上研为细末，每服一字，煎竹叶汤放温下。把药抄①盏，唇上放，以汤充下喉咽为妙。

『 注释 』

①抄：拿，手持。

『 原文 』

泽泻散　治小儿齁齘①，膈上壅热，涎潮。
泽泻一分　蝉壳全者二十一个　黄明胶手掌大一片，炙令焦
上为细末，每服一大钱，温米汤调下，日进二服。未愈，再服。

『 注释 』

①齁齘[hōu hē 候（一声）喝]：指小儿因有痰而引起的气促喘急，喉间若拽锯声者。

『 原文 』

镇庭散　治小儿一切惊喘，肚胀，咳嗽。
郁金　大黄各半两　甘草三钱　轻粉一钱
上为末，每服半钱，用薄荷汁、朱砂细研，冷水以木匙沥下。
定命散　治小儿天吊惊风，不能哭泣。
藜芦　川芎　郁金各等分
上研为细末，鼻中嗅之。如哭，可医。
金肺散　治小儿诸般喘嗽、急惊风，神效！
锡灰一钱　汉防己①二钱　郁金一钱半　砒黄②二钱　半夏一钱半，汤洗七次
上为细末，每服半钱，加至③一钱，小儿加减，煎猪肉汤下，日进二服，食后。

『 注释 』

①汉防己："防己"的别名。
②砒黄：即"生砒石"。
③至：此字原脱，据文义补。

『 原文 』

厚朴散　治小儿虚滑，泻痢不止。

厚朴　诃子皮半两　使君子一个　拣丁香十个　茯苓　吴白术　青皮各二钱
甘草一寸，炒

上为末，每服一字一岁加减，用清米汤下。

人参散　治小儿虚热烦渴，因吐泻烦渴不止。及疏转后服之。

人参半两　茯苓二两半　牛犀二钱半　甘草半两　干葛半两　桔梗二钱半

上为末，每服二钱，水一大盏，入灯心五茎[1]，同煎至六分，放温，不计时候。
烦渴者，以新竹汤下。量年纪加减。

『注释』

①茎（jīng 京）：量词。用于称长条形的东西。

『原文』

碧云散　治小儿惊风有涎。

胆矾半两，研　铜青一分，研　粉霜　轻粉各一钱

上为细末，每服一字，薄荷汤下。中风，浆水[1]下。如吐多不定，煎葱白汤投
之，立止，效。

『注释』

①浆水：出自《嘉祐补注神农本草》，又名米浆水、酸浆水。为用粟米加工，
经发酵而成的白色浆液。浆：原作"将"，据文义改。

『原文』

桃符丸　治小儿风热。

大黄　郁李仁　黄柏　宣连[1]　郁金各一分　巴豆二七个，去皮，出油为霜　轻粉二钱

上为细末，滴水为丸，如绿豆大，以朱砂为衣，每服二丸，用桃符煎汤下。
看大人小儿加减。

『注释』

①宣连：即"黄连"。

卷　十　五

杂 病 门

杂 论

　　《素问》云：痛痒疮疡，痛疽痘疹，瘤气结核，怫郁甚者，皆热。五脏不和，九窍不通，六府不和，留结为痈。近于火气，微热则痒，热甚则痛，附近则灼而为疮，皆火之用①也。

　　人之疮肿，因内热外虚所生也。为风湿之所乘，则生疮肿。然肺主气，候于皮毛，脾主肌肉，气虚则肤腠开，为风湿所乘，脾气温而内热，即生疮也。肿者，皆由寒热毒气客于经络，使血涩而不通，壅结成肿。风邪内作，即无头无根。气血相搏作者，即有头有根。结壅盛，则为脓赤。核肿，则风气流溃也。疮以痛痒，痛则为实，痒则为虚，非谓虚寒也，正谓热之微甚也。痒者，美疾也。故火旺于夏，而万物蕃②鲜荣美也，炙③之以火，溃之以汤，而其痒转甚者，微热之所使也。痒去者，谓热令皮肤纵缓，腠理开通，阳气得泄，热散而去。或夏热皮肤痒，而以冷水沃④之，其痒不去，谓寒收敛，腠理闭密，阳气郁结，不能散越，怫热内作故也。疮痒皆为火热，而反腐出脓水者，犹谷肉果菜，热极则腐烂，而溃为污水也。溃而腐烂者，水之化也。痈浅而大，疽深而恶。热胜血，则为痈脓也。疡有头，小疮也。疹浮而小，瘾疹也。瘤气，赤瘤、丹熛⑤，热胜气，火之色也。

『 注释 』

①用：功用，作用。
②蕃：茂盛。
③炙：烘烤。
④沃：浇。
⑤丹熛：即熛疮，出自《诸病源候论》卷五十。又名熛浆疮。

『按语』

以上两段论述了痈疽疮疡之类病证的病因病机。对于痒的病机论述颇详。体现了刘完素火热致病的观点。

『原文』

如意散 治疥癣无时痛痒，愈发有时，不问久新者。

吴茱萸 牛蒡子 荆芥各一分 牡蛎半两 轻粉半钱 信砒①二钱

上为细末，研匀，每临卧，抄一钱，油调，遍身搓摩，上一半。如后有痒不止，更少许涂之股髀②之间，闻香悉愈。

『注释』

①信砒：出自宋代孙用和《传家秘宝脉证口诀并方》。即砒石。
②髀（bì 闭）：指股部，大腿。

『原文』

信效散 治风热上客阳明之经，牙齿疳蚀，断宣①腐臭，血出色黄，气腐注闷，动摇疼痛，发作有时，兼解中金石一切毒药。

信砒一钱 黄丹二钱 千古石灰如无，但以陈久者，炒，细研，四钱

上研细末，入青盐一分、麝香少许，如无此二味，亦得。每上，抄三两大豆许，先洗漱净，以手指蘸药，捼②上下牙齿，断沥涎勿咽之，须臾漱净，或有蚀处，再上少许，日三四次。常用如意一上，以频为妙。或服金石药致病，使一日三四上，更不上牙齿，如神。或已上牙齿者，傅③之即愈。或平人④常用，颇能清利头目，宽膈美食，使髭须迟白。久用亦能固牙齿，使迟老。人气于面，而手足阳明经络贯注，忧思则气结，而血液不行，燥怫郁而血衰，不能荣养藏府，故早苍黄而斑白也。此药能使阳明气血宣通，故效能然也。又方，使龙骨，不用石灰。

『注释』

①宣：显露。
②捼：擦。
③傅：通"敷"。

④平人：指气血调和的健康人。

『 按语 』

作者特别阐明信效散能宣通阳明气血，而手足阳明经皆灌注于面，因而此方除了能治疗牙齿疳蚀，具有解毒作用外，还有使髭须迟白、固齿之功效。

『 原文 』

神圣饼子 治一切打扑伤损，金石刀刃，血出不止者，立效。此药上，无脓，退痂便愈。

乌鱼骨一两，五月五日前先准备下　莴苣菜一握　韭菜一握　青蓟草一握，约一虎口，人手取团圆是也　石灰四两

上以五月五日，日未出，本人不语，将取三味同杵烂，次后下余药味，杵得所，搏作饼子，晒干，用时旋刮，敷之。

芙蓉膏 治遍满头面大小诸靥子①，或身体者。

料炭灰　桑柴灰　荞麦秸灰各半升

上灰用热汤淋，取二②升，熬至五分。又用

独角仙一个，不用角　红娘子半钱，不去翅足　糯米四十九粒　石灰一两，风化者

上为末，将前项灰汁调如面糊相似，在瓷合子内，于土底埋五七日，取出使用。取瘢痕，靥内刺破，用细竹签子点之，放药，用湿纸揩药，再点，至三上。见瘢痕时，冷水淋洗。忌姜、醋、鱼、马肉。

『 注释 』

①靥（yǎn）子：黑痣。
②二：此字原脱，据明本补。

『 原文 』

铅白霜散 治大小人口疮，牙齿腐蚀，气臭血出者。

铅白霜二钱　铜绿二钱　白矾一块，大许

上为末，以翎羽扫上疮，以温浆水漱之。

麝香散 治大小人口齿腐蚀出血，断根宣烂者。

上好咸土不以多少　麝香真好者，少许

上热汤淋，取汁，去滓用清汁，银石器中熬干，刮下，再与麝香同研匀，掺于疮上，以纸贴。神效！

乳香散　治一切瘰疬疮，新久远近不已者。

乳香一钱　砒霜一钱　硇砂一钱半　红娘子一十四个，去翅足　黄丹半钱

上为末，糯米粥和作饼子，如折三钱厚，小铜钱裹卷，大破疮，上白面糊。如不破者，灸柴①炷大者，不过一月，其瘰疬核自下。

后敛疮生肌药　黄檗不以多少

为细末，面糊，涂患处，甚妙。

『注释』

①柴：疑作"柒"。

『原文』

五香丸①　治一切恶疮瘰疬结核无首尾，及诸疮肿。

沉香　木香　鸡舌香各一两　熏陆香　麝香各三钱　连翘一两半

上研为细末，每服二钱，水一盏，煎至六分，不拘时。

『注释』

①丸：诸本同。据制法，似不当作"丸"。

『原文』

紫参丸　治热毒瘰疬肿痛，已内消，疮已破，出脓水，服此药。

紫参　苦参各一钱，剉　连翘二两　丹参一两半　腻粉三钱　麝香三钱，别研　滑石二两

上为末，别用玄参一斤，捣碎，以酒三碗，浸三日，揉取汁，去滓，用皂角子三百枚，煨熟，捣为末，用玄参酒熬皂子末，成膏，和前药，如桐子大，每服一丸，以黄芪汤下。一日加一丸，至患人岁数即止。如四十，则二十，每日却减一丸。疮自干，有结内消。

麝香雄黄散　治十七般恶虫咬伤人，及疮肿者。

麝香　雄黄　乳香　硇砂各二钱　土蜂窝　露蜂窝烧灰

上研为细末，以醋调少许，涂咬着处。或不辨认得，多疑是恶疮，三五日不疗，即毒入心，难瘥。忌鸡、鱼、油腻物。

硇砂散　治一切疔疮。

硇砂　雄黄　天南星　砒霜各等分　麝香少许

上研为细末，用竹针针开，用药。到黄水出，疮已。

圣力散　治诸疔疮肿。

草乌头　白及　白蔹　木鳖子去皮　地龙　金毛狗脊各二钱半　麝香三钱　黄丹少许

上研为细末，用针针到生肉痛者，用药。黄水出为度。

穿山甲散　治一切通气破疮肿。行脓血，如神妙。

穿山甲　木鳖子　乌龙角各等分，都烧存性

上为末，每服一钱半，空心，热酒调下。至中午疮破，脓血便行。

守瘿丸　治瘿瘤结硬。

通草二两　杏仁一大合，去皮尖，研　牛蒡子一合，出油　吴射干　昆布去咸　诃黎勒　海藻各四两，去咸

上为末，炼蜜为丸，如弹子大，含化，咽津下，日进三服。

鬼代丹　治打着不痛。

无名异研　没药研　乳香研　自然铜醋淬，研　地龙去土①　木鳖子去壳，各等分

上为末，炼蜜为丸，如弹子大，温酒下一丸。打不痛。

『注释』

①土：原脱，据明本补。

『原文』

龙脑润肌散　治杖疮，热毒疼痛。

黄丹一两　密陀僧半两　轻粉一钱半　麝香半两　龙脑一字

上为细末，掺药在疮上，用青白子涂之，内留一眼子。

香药丸　治瘰疬疮。

硇砂　乳香　没药　半夏　轻粉　赤石脂各等分

上为末，糯米粉为丸，如桐子大，每服十丸，加至二十丸，皂角子①，临卧。

『注释』

①皂角子：此下疑有脱文。

『原文』

红玉梃子^① 治一切牙疳。

砒霜一块，皂角子大 黄丹^②煅过 卤土

上为细末，餬饼和作剂子，任牙。

『注释』

①梃（tǐng 挺）子：器物的把柄。
②黄丹：即铅丹。

『原文』

桃花散 治一切疮。生肌药。

白及 白敛 黄柏 黄连 乳香别研 麝香别研 黄丹各等分

上为细末，掺于疮上，三二日生肌肉满。

追毒散 治生疮发闷，吐逆霍乱。

螺儿青 拣甘草各一两 白矾二钱半

上为细末，每服一钱，新汲水调下，立止。

胆矾丸 治男子年少而鬓发斑白。

土马骔^①烧存性 石马骔烧存性 半夏各一两 生姜二两 胡桃十个 真胆矾半两

川五倍子一两

上为末，和作一块，绢袋子盛，如弹子大，热酒、水各少许，浸下药汁，淋洗头发一月。神效！

『注释』

①骔：马鬃。

『原文』

茯神散 治胆热多睡，神思不安，昏闷。

茯神去皮　麦门冬　地骨皮　茯苓各一两　白藓皮　酸枣仁　沙参　甘草炙,半两

上为末，每服三钱，水一盏，煎至六分，去滓，食后服。

铁脚丸　治大小便不通。

皂角炙, 去皮, 不以多少, 去却子

上为末，酒、面糊为丸，如桐子大，每服三十丸，酒服。

全圣散　治小肠膀胱气痛，不忍者。

地胆半两, 去足翅, 微炒　滑石一两　朱砂半钱

上为末，每服二钱，用苦杖酒调下，食前服。

琥珀散　治五淋。

滑石二两　木通　当归　木香　郁金　扁竹各一两　琥珀二两

上为末，每服三五钱，用芦苇叶同煎，食后，日三服。

葵子散　治小便不通。

葵子　茯苓去黑皮,各等分

上为末，每服四钱，水一盏，煎三沸，食前。

倒换散　治无问久新癃闭不通，小腹急痛，肛门肿痛。

大黄小便不通减半　荆芥穗大便不通减半,各等分

上件药味，各别为末，每服一二钱，温水调下，临时加减服。

败毒散　治男子往来寒热，妇人产后骨蒸血运①。

大黄　黄药子　紫河车　赤芍药　甘草各等分

上为末，每服一钱，如发热，冷水下，如发寒，煎生姜、瓜蒌汤同调下。此药偏治妇人。

『注释』

①运：通"晕"。

『原文』

补真丹　治男子元藏虚冷。兴阳固肾，不虚。

黑附子一两, 煨　阳起石火烧, 酒淬, 三钱　海马二钱　乳香　雄黄为衣　血竭各三钱　石莲子去壳、皮、心　黑锡炒, 去砂子, 半两　石燕子烧, 以醋淬　麝香一分

上为细末，面糊为丸，每服二十丸，用五香汤空心下。

五香汤

沉香　笺香　乳香　麝香　檀香各等分^①

上为细末，每服半钱，煎汤下。

新添一醉乌法　治头须白，再黑方。

诃黎勒十个，不去核　醋石榴三个，大者，取汁　碌矾五分　生地黄汁一升　硇砂研
硫黄研，各一钱

上药同入瓷瓶内，用二味汁浸，密封，勿令透气，至四十九日后取出，其诃
子状若黑梅，至夜临卧含一枚，咽津，到晓烂嚼，以酒一盏下之，三二日后再服。
忌葱、大蒜、萝卜。

『 **注释** 』

①各等分：原脱，据明本补。

附　录

刘完素《宣明论方》的内容及学术特色

（一）刘完素的生平及著作

刘完素（约 1120—1200），字守真，自号通玄处士，金代河间府（今河北河间）人，世称刘河间。金代著名医家，金元四大家之一。

刘完素自幼聪颖好学，喜读医书。25 岁时，其母突患重病，因不得及时诊治而亡。刘完素从此立下志向，专心学医。他曾拜陈师夷为师，学成后独立行医，声誉渐隆，名盛于金大定、明昌年间（1161～1195 年）。金章宗曾三次征聘他去朝廷做医官，他坚辞不就，章宗爱其淳素，特赐号"高尚先生"。

刘完素独好《内经》，精研数十年，朝夕研读，手不释卷。他根据《素问》病机十九条，结合北方地理环境和气候特点，以及民众饮食醇厚、体质强悍的特性，鉴于当时在北方地区流行热性病，分析了火热致病的理论，认为六气过甚皆能化火，故治法上以降心火、益肾水为主，用药多取寒凉。他学识渊博，对运气学说有精辟见解。随着他的创新理论广泛流传，师从者甚众，弟子先后有荆山浮屠、葛雍、穆子昭、马宗素、镏洪、常德、董系、刘荣甫等，私淑者也不少，如张从正、程辉、刘吉甫、潘田坡等，从而开创了金元医学发展的新局面，形成金元时期一个重要学术流派——河间学派。由于他们善用寒凉药物，后世又称之为"寒凉派"。刘完素上宗《内经》、仲景之学，下启丹溪之学，为后世温病学派的形成奠定了基础。他倡导的"火热论"，对扭转当时滥用《局方》辛燥之剂的社会风气起到关键作用。

刘完素一生的主要著作有《素问玄机原病式》《素问病机气宜保命集》《黄帝素问宣明论方》《三消论》《伤寒直格》《伤寒标本心法类萃》等。后人多把刘完素的主要著作统编成《河间六书》《河间十书》等，其中或加入金元其他医家的著作。

（二）《宣明论方》的主要内容

《黄帝素问宣明论方》简称《宣明论方》，刘完素于 1172 年所撰。参阅刘完素的另一部著作《素问玄机原病式》自序可知，由于辗转流传，后世《宣明论方》的书名和卷数都与河间先生原著有出入，本书的内容也有许多后世增入者。后世新增的方剂，有的方下有注明，如卷三之薄荷白檀汤、卷四之妙功藏用丸，均注有"新补"字样，并置于卷末；有的正文中虽未注明，但在目录中标有"新增"字样，如明本目录卷十二之荜澄茄丸、补中丸和神仙楮实丸；有的则没有注明，如卷七之信香十方青金膏，不注新增，而据其方下小序，称灌顶法王子所传，并有偈咒。《四库全书总目提要》云："金时安有灌顶法王，显为元、明以后之方，则窜入而不注者不知其几矣。"

目前所见《宣明论方》共十五卷，凡十八门，以记载杂病为主要内容。卷一、卷二为诸证门，将《内经》诸篇中所述的六十二种病证，从病因、病机、诊断、治疗各个方面逐条进行了分析，并制定了相应处方；卷三至卷十五，将临证各科病证分为十七门，每门均先引《素问》中有关理论，再述证、明治、制方、设药。内容上反映了刘完素偏重寒凉、降火益阴的学术思想。这本书对于阐发《内经》，提高杂病的诊治水平，以及促进理论与临床实践相结合，都起到了重要作用。

另外，《宣明论方·诸证门》（卷一～卷二）是六十一证抑或六十二证，历来医界有两种不同的说法。持六十一证说者居多。《四库全书总目提要》云："《宣明论方》十五卷，金刘完素撰。是书皆对病处方之法。首诸证门，自煎厥、薄厥、飧泄、膜胀以及诸痹、心疝凡六十一证。"1981 年出版的《中医大辞典·医史文献分册》谓《宣明论方》："卷一～卷二诸证门，将《素问》一书中的六十一病名逐条照原文作了分析和制定处方。"他如《宋以前医籍考》《四部总录医药编》《中国医籍考》《中国医学大辞典》《医学读书志》《三百种医籍录》等中医学重要目录工具书中，以及一些教材中，均作六十一证，盖都源自清代的《四库全书总目提要》。然而早在宋代的骆龙吉《内经拾遗方论》中就有六十二证的记载，但并未引起重视。今人龚纯、马堪《民间医生刘河间》一文中，明确指出：《宣明论方》"共六十二证，六十九方"。同时，李仁述的文章《刘完素〈宣明论方〉是六十二证》（见《河南中医》1984 年 04 期）对这个问题作了明确的论述，并找到了出现两说的原因："笔者特查阅了《刘河间医学六书》，《宣明论方·诸证门》原著，该书目录确实只载有六十一证，经对《宣明论方·诸证门》（卷一～卷二）进行仔细查阅，发现目录上首风证之后，漏风证之前脱漏一证，即目风眼寒证。"由此可见，所谓六十一证之说，系四库馆臣据目录而论，并未详细考察正文所致。大型中医目录再次编撰时，应当注意此问题，及时纠正，否则以讹传讹，贻害愈远。

（三）《宣明论方》的学术特点

1. 宣明《素问》，兼及《灵枢》

所谓"宣明"，即"宣扬""显扬"之义。正如书名所示，刘完素的《宣明论方》主要是对《素问》，兼及《灵枢》的发挥之作。这同刘完素一贯的尊经思想是密不可分的。刘完素认为："夫医道者，以济世为良，以愈疾为善。盖济世者凭乎术，愈疾者仗乎法，故法之与术，悉出《内经》之玄机，此经固不可力而求，智而得也。"（见《素问病机气宜保命集·自序》）。因此，他从二十五岁开始研读《素问》，"日夜不辍，殆至六旬"（同前）。刘完素是中医学史上研究、运用与发展《内经》学术的重要医家之一，他的著作《素问玄机原病式》《素问病机气宜保命集》也都体现了同样特点。

《宣明论方》卷一至卷二为"诸证门"。"诸证门"的第一篇《诸证总论》中，节引了《素问·举痛论》和《素问·宝命全形论》的内容，论述了人体与天地四时阴阳的关系，同时强调："若人有患，如救水火，莫待留淫日深，著于骨髓，所以难矣。"无论身份贵贱，人命都是最宝贵的，一旦染病，应及早治疗，以防传变。第二篇《素问诸证略备具题》，用简明扼要的文字对《内经》中的主要病证进行了概述。从第三篇《煎厥证》开始，直至诸证门的最后一篇《心疝证》，对来源于《素问》及《灵枢》篇章中的 62 种病证的病因、病机、症状表现等进行了逐证论述。涉及《素问》中的《生气通天论》《阴阳应象大论》《阴阳别论》《五脏生成》《平人气象论》《玉机真脏论》《评热病论》《逆调论》《气厥论》《腹中论》《脉解》《风论》《痹论》《宣明五气》《五脏别论》《痿论》《病能论》《奇病论》《气交变大论》《至真要大论》《脉要精微论》等 21 篇及《灵枢》中的《周痹》《四时气》《师传》3 篇内容。论述每一病证时，作者首先援引《内经》条文，并根据自己多年的临床体会，运用中医理论逐条进行辨证分析，然后列以治疗方药，从病因、病机到治疗方药各方面进行了详细论述，使《内经》理论与临床实践紧密结合起来。

《宣明论方》卷三至卷十五，分为风、热、伤寒、积聚、水湿、痰饮、劳、燥、痢、妇人、补养、诸痛、痔、疟、眼目、小儿、杂病等十七门。分门列举了临床各科杂病的证治，包括辨证要点、治疗原则和治疗方药。涉及现代临床内外妇儿、五官、肛肠、康复等科。每门之首为医论，其次为方药。医论以《内经》理论为指导，并吸取各家经验，进行了详细论述；方药有古方化裁而来者，也有作者自创新方。充分体现了刘完素精研《内经》，并能与临床相结合的深厚功底。可见，无论是前两卷的"诸证门"，还是后十三卷各门类，本书从始至终体现了刘完素对《内经》的继承和发展。

2. 论伤寒主火热，论杂病不拘火热

刘完素所处的时代正值战乱频仍，疫病流行猖獗，再加上宋朝廷颁布的《局方》在当时影响广泛，其方药偏于温燥，致使热性病的治疗效果不理想，这就为刘完素创立新说提供了大量的实践机会。经过大量临床实践的探索和理论的研究，他形成了自己的一套学术观点。

刘完素精研《素问》病机十九条，将病机十九条中属于火热的病证扩展为五十余条，又增列"诸涩枯涸，干劲皲揭，皆属于燥"一条（见《素问玄机原病式·六气为病》），使《素问》病机十九条的内容更为完整。他强调，六气之中，火热是致病的主要因素，而风湿燥寒易化热生火，提出"六气皆从火化"及"五志过极皆为热甚"的观点。因此，在治疗上善于使用寒凉之品，一改宋代滥用温燥药物之弊，自成一家之言。

需要注意的是，刘完素倡导的火热论，需从外感伤寒和内伤杂病两面而观。

对于外感伤寒，刘完素主火热论，认为始终是热病。《宣明论方·热门·热论》曰："夫热病者，伤寒之类也。人之伤于寒，则为热病，寒毒藏于肌肤，阳气不行散发，而内为怫结，故伤寒者反病为热。"遣方用药则以寒凉为主。在《宣明论方》中的 39 首寒性方剂中，用于风、热、伤寒等门者有 20 首，而且大部分集中在伤寒一门中，伤寒门中使用温热性方剂仅麻黄、桂枝、小青龙汤等，数量较少。由此可看出，刘氏在伤寒病的治疗上，确实是从火热入手。

对于杂病的诊治，刘氏则不拘火热，尤重辨证。他认为"病气热则除其热，寒则退其寒"（《素问玄机原病式·六气为病·火类》）。所以对于虚寒证，刘完素亦常用温补之剂。例如，卷一吴茱萸汤治疗阴寒内盛，腹满膜胀；附子丸治痹气中寒，阴虚阳盛之痹证；附子汤治疗身寒，大衣不能热之骨痹证；卷十白术圣散子治疗久痢及妇人产后痢；卷十二双芝丸补精气，填骨髓，壮筋骨，助五脏，调六腑，久服驻颜不老；等等。在《宣明论方》中，散寒、益气、补虚剂可谓举不胜举，比比皆是。与此同时，由于刘完素对杂病各证无一不是在辨证的基础上立法组方，所以当然也有从火热立论者。例如，《宣明论方·儿科论》云："大概小儿病者，纯阳，热多冷少也。"强调小儿病多风多火。对于妇女月经病，认为火热为重要致病因素，在《宣明论方·妇人门·总论》中说："妇人月水，一月一来如期，谓之月信。其不来，则风热伤于经血，故血在内不通。"治疗上主张："女子不月，先泻心火，血自下也。"用药多以四物汤加芩连以清火凉血。

明代隆庆三年冯惟敏《重刻刘守真先生宣明论方序》中，在肯定河间先生"救偏补弊之功"的同时，强调指出，河间善用寒凉药物，并不等于不用温热药物，"泛观河间诸书，乌附等药，亦多用之"，他临证"实则无所不该，无所不治"，后人承袭河间学术，不可走偏，如果"后之庸工，以寒凉之剂误人，而莫之知悟者，又河间之罪人也"。所以，正如刘完素所言，医道最重要的是"对病临时处方之法"。

3. 创制多首传世名方

刘完素在《宣明论方》中记载了他所创制的多首方剂，如防风通圣散、益元散、双解散、凉膈散（见卷六伤寒门）、地黄饮子（见卷二诸证门·瘖痱）等。自它们问世以来，历代医家均视若珍宝，沿用至今已达七百余年，堪称传世经典名方。以前三首为例简述如下。

（1）防风通圣散：出自《宣明论方》卷三，是风门内所列首方。由防风、川芎、当归、芍药、大黄、薄荷叶等十七味药物组成。原文此方下尚有曹同知通圣散、崔宣武通圣散、刘庭瑞通圣散，与此方药品十同八九，或无麻黄，或无芒硝，或加缩砂仁，显系后人增补的内容，由此可见此方诞生之后，流传甚广，影响颇大。

防风通圣散为通表通里，和气和血，调整二便，疏利三焦之方。是刘完素所创双解法之代表方剂。清代王旭高（《王旭高医书六种·退思集类方歌注》）评本方云："此为表里、气血、三焦通治之剂……汗不伤表，下不伤里，名曰通圣，极言其用之效耳。"防风通圣散是中医临床常用的著名方剂，近年来广泛治疗临床内外妇儿等各科多种疾病，疗效满意。方剂中药味虽多，却秩序井然，共奏疏风解表、泻热通便之功，用于风热壅盛、表里俱实者，主治憎寒壮热、丹斑瘾疹、目赤睛痛、头昏目眩、胸膈痞闷、大便秘结、小便赤涩、疮疡肿毒、阳风痔漏等。

（2）益元散：出自《宣明论方》卷十，是痢门内所列首方。又名六一散、天水散、神白散等。益元者，除中积热以益一元之气也。六一散的命名与药量有关，方中用六份滑石，一份甘草，研为散服，故名。天水散取"天一生水，地六成之"之义。神白散是因其颜色白而得名。

本方仅两味药，由桂府腻白滑石六两、甘草一两（炙）组成。刘完素指出："益元散，治身热吐痢，泄泻肠癖，下痢赤白，癃闭淋痛。利小便，偏主石淋。肠胃中积聚寒热，宣积气，通九窍六府，生津液，去留结，消畜水，止渴宽中，除烦热心躁，腹胀痛闷。补益五藏，大养脾肾之气。理内伤阴痿，安魂定魄，补五劳七伤，一切虚损。主痫痉惊悸，健忘，止烦满短气，藏伤咳嗽，饮食不下，肌肉疼痛，并口疮，牙齿疳蚀。明耳目，壮筋骨，通经脉，和血气，消水谷，保元真。解百药酒食邪毒,耐劳役饥渴,宣热,辟中外诸邪所伤。久服强志轻身,注颜延寿,及解中暑伤寒疫疠,饥饱劳损,忧愁思虑,恚怒惊恐,传染并汗后遗热、劳复诸疾。并解两感伤寒,能令遍身结滞宣通,气和而愈,及妇人下乳催生,产后损益血衰,阴虚热甚,一切热证,兼吹奶乳痈。"可见本方适用范围极广,刘完素把它视作神仙之药。《宣明论方·痫门·总论》曰:"此药是寒凉解散郁热,若病甚不解,多服此药无害,但有益而无损。俗恶性寒,兼易得之贱物,而不明《素问》造化之理,故不能体会神验之言,而多不用焉。若以随证用之,知此方之仙药也,不可阙之。"可见刘完素对益元散的推崇。

此方对后世医家影响深远,温病学家多将本方融入各自的方治当中,广泛用于暑温、湿温、伏暑诸证。

(3)双解散:出自《宣明论方》卷六,在伤寒方内。原文曰:"双解散,治风寒暑湿,饥饱劳役,内伤诸邪所伤,无问自汗、汗后杂病,但觉不快,便可通解得愈。小儿生疮疹,使利出快,亦能气通宣而愈。益元散七两,防风通圣散七两。上二药一处相和,名为双解散……搅匀,每服三钱,水一盏半,入葱白五寸、盐豉五十粒、生姜三片,煎至一盏,温服。"

双解散由益元散七两加防风通圣散七两组成。防风通圣散中,滑石、甘草用量已是最大,但刘完素仍嫌其不足,于是,把防风通圣散与益元散又合方使用,使双解散中的滑石、甘草两味药占了绝对多量。此方对后世医家影响很大,温病学家对此方很是推崇,清代医家杨栗山称"治疗两感温病需以双解为第一方"(《伤寒瘟疫条辨·卷四·医方辨》)。

总之,通过《宣明论方》的内容我们可以看到,刘完素的学术思想源于《内经》,著书架构也紧密围绕《内经》,书中临证门类齐全,先论后方,或采前人之论方,或创制新方,体现了他将《内经》理论、前人经验与个人临证实践有机结合的学术特点。正是由于刘完素在倡导火热论的同时,从不失辨证施治之宗旨,辨证精当,立法严谨,遣药准确,才成为中国医学史上贡献卓著的医家。